Dr. med. M. O. Bruker
Hilfe bei Kopfschmerzen, Migräne und Schlafstörungen

„Aus der Sprechstunde" Band 13

Dr. med. M. O. Bruker

Hilfe bei Kopfschmerzen, Migräne und Schlafstörungen

Mit Rezepten von Ilse Gutjahr

emu-Verlag

ISBN 978-3-89189-035-6

8. Auflage 2018

© 1991 by emu Verlags-GmbH, 56112 Lahnstein
Alle Rechte, auch die des auszugsweisen Nachdrucks, der foto-
mechanischen Wiedergabe und der Übersetzung vorbehalten.
Umschlagabbildung: Fotolia
Umschlaggestaltung: Martin Gutjahr-Jung
Gesamtherstellung: Kösel, Krugzell

Inhaltsverzeichnis

Ursache oder Symptom 9

Kopfschmerzen, Migräne 19

Kopfschmerzen haben mehrere Ursachen 21

Arzneimittelverordnungen 23

Kopfschmerz als Ausdruck von Ernährungsfehlern 29

Kopfschmerz als Ausdruck von Kreislaufstörungen und Gefäßerkrankungen 40

Vom Kaffee und seinen Wirkungen 51

Was der Kaffee alles enthält 52

Coffein: im Tee wie im Kaffee 54

Nachteilig für Vegetativ-Dystone 55

Nur scheinbare Steigerung der Leistungsfähigkeit 56

Vorsicht: Gegenregulation! 59

Kaffee und Tee erzeugen Unruhe im
Gefäßsystem 61

Hoher bzw. niedriger Blutdruck ist nie
Ursache einer Krankheit, sondern bereits
ein Krankheitssymptom 62

Kaffee täuscht Mehrleistung vor 65

Das überzogene Leistungskonto 65

Den Teufelskreis aufbrechen 66

Spannungsbedingte Kopfschmerzen 77

Migräne 78

Migräne ist heilbar 80

Cervicalmigräne (migraine cervicale) 86

Kopfschmerz bei Föhn 88

Naturheilanwendungen 90

Homöopathische Behandlung 93

Physikalische Maßnahmen 98

Schlafstörungen 107

Schlaf ist Vertrauenssache 109

Die Wichtigkeit des Schlafs wird häufig
überbewertet 110

Schlafmittel – keine Lösung des Problems 112

Schlafstörungen bei lebens- und spannungsbedingten Krankheiten 117

Schlafstörungen als Ausdruck mangelnder
Geborgenheit 118

Der Traum als königlicher Weg
zum Unbewussten 120

Der Schlaf unterliegt nicht dem Willen 123

Schlafdauer 124

Vom Wesen des Schlafes 125

Was kann man bei Schlafstörungen tun? 130

Homöopathie hilfreich 134

Physikalische Maßnahmen als Schlafhilfen 136

Akupunktur 138

Autogenes Training 139

Vollwertkost zum Kennenlernen 142

Quellenverzeichnis 151

Register 155

Ursache oder Symptom

Als ich in dieser Buchreihe „Aus der Sprechstunde" Band 8 geschrieben hatte, war ich der festen Meinung, alles Wesentliche über ernährungsbedingte und lebensbedingte Krankheiten gesagt zu haben.

Ich ahnte damals nicht, dass auf Drängen von Patienten, Mitarbeitern und Kollegen noch weitere Bücher folgen sollten.

In der täglichen Sprechstunde zeigt sich praktisch bei jedem Kranken, dass der ärztliche Rat einfach wäre, wenn er nicht auf gegenteilige Vorstellungen des Kranken stoßen würde. „Jetzt bin ich ganz verunsichert", sagen oder schreiben mir immer wieder ratsuchende Menschen, wenn sie von mir eine Antwort auf ihre Frage bekommen haben. „Mein Arzt hat genau das Gegenteil gesagt."

Diese Verunsicherung ist verständlich, denn meine Ausführungen stehen in vielen Punkten im Gegensatz zu den herkömmlichen Vorstellungen der etablierten Medizin.

Wenn ich nur das wiederholen wollte, was an den Universitäten gelehrt und in der üblichen Literatur über Gesundheitsfragen veröffentlicht wird, brauchte ich mir nicht die Mühe zu machen, zu allen gesundheitlichen Problemen und Nöten der Menschen aus ganzheitlicher Sicht ausführlich Stellung zu nehmen.

Betrachten wir als Beispiel die ernährungsbedingten Zivilisationskrankheiten, so zeigt sich, dass diese im Laufe der letzten 80 Jahre außerordentlich stark zugenommen haben. Man sagt ja, dass die medizinische Wissenschaft in den letzten Jahrzehnten ungeheure Fortschritte gemacht hätte. Wo bleiben denn die Auswirkungen dieser enormen Fortschritte? Die steigenden Krankenziffern können logischerweise nur so gedeutet werden, dass die Fortschritte in der Medizin in eine falsche Richtung gegangen sind. Die Fortschritte hätten doch dazu führen müssen, dass es heute praktisch nur noch Gesunde und keine Kranken mehr gibt. Wenn nun in Wirklichkeit das Gegenteil der Fall ist, so bedeutet dies zwangsläufig, dass im Konzept der etablierten Medizin etwas falsch sein muss.

Tatsächlich hören wir Ärzte in unserer Ausbildung an der Universität so gut wie nichts über Krankheitsursachen. Wir lernen Hervorragendes über Diagnostik und Therapie, aber kein Wort darüber, wo die Krankheiten herkommen. Der Patient will zwar von jedem Arzt, den er aufsucht, erfahren, woher die Krankheit kommt. Da der Arzt infolge dieser mangelhaften Ausbildung dem Kranken die wahren Ursachen nicht nennen kann, nennt er eben an deren Stelle Krankheitsbefunde. Er erklärt die Krankheit mit Kreislaufstörungen, hohem Blutdruck, hormonellen Störungen, vegetativen Störungen; er sagt, es kommt vom Herzen, von der Leber, von der Schilddrüse, von den Nerven, er nennt alle möglichen Organe, die schuld sein sollen an den Beschwerden; aber die Krankheits**ursachen** nennt er nicht. Er fälscht damit die krankhaften Störungen der Organe in Krankheitsursachen um. Und der Kranke selbst bemerkt gar nicht, dass er getäuscht wird. Diese Verhaltensweise spiegelt sich darin wider, dass die Behandlung vorwiegend in der Linderung von Symptomen besteht. **Anstelle einer ursächlichen Heilbehandlung findet lediglich eine symptomatische Linderungsbehandlung statt.** Mit der Unterdrückung und Linderung von Symptomen kann man aber niemals eine Krankheit heilen. Denn jede Krankheit hat Ursachen. Werden die Ursachen nicht erkannt und daher nicht abgestellt, ist eine Heilung nicht möglich, es sei denn, die Heilkräfte der Natur sind so groß, dass die Krankheit überwunden wird, ohne dass die Ursachen beseitigt sind. Dieser Grundsatz gilt gleichermaßen für alle Krankheiten. Bemerkenswert ist bei dieser Sache, dass die

Menschen – meist handelt es sich um Patienten –, zu deren Meinung hier Stellung genommen wird, ursprünglich in ihrer Ansicht richtig liegen, sich aber dann den Ansichten ihres Arztes oder anderer Personen angeschlossen haben. Dabei spielt der Glaube an die Autorität des Arztes eine wesentliche Rolle. Denn wenn man dem Patienten erklärt, dass seine ursprüngliche Meinung doch richtig war, so kommt oft die Antwort, er sei der Ansicht, dass das, was der Arzt gesagt habe, doch richtig sein müsse, denn der sei ja schließlich der Fachmann und Vertreter der Wissenschaft. Der Patient weiß aber nicht, dass der Arzt in Ernährungsfragen an der Universität nicht ausgebildet wird. So erklärt sich die Tatsache, dass ein an Ernährungsfragen interessierter medizinischer Laie über dieses Gebiet besser informiert ist als die meisten Ärzte. Wir Ärzte werden nicht nur über Ernährungsfragen unzureichend ausgebildet, sondern der gesamte Bereich der Krankheitsursachen ist im Studium weitgehend ausgeklammert.

Krankhafte Störungen als Ursache der Beschwerden anzugeben, ist leider üblich, aber in Wirklichkeit eine unstatthafte Vertauschung von Krankheitsursachen mit Krankheitssymptomen. Wenn man dem Kranken sagt, seine Beschwerden kämen vom erhöhten Blutdruck, so sieht der Kranke tatsächlich im erhöhten Blutdruck die Ursache seiner Beschwerden. Auf diese trickreiche Weise ist es möglich, dem Kranken die eigentlichen Ursachen seiner Krankheit zu verschweigen, ohne dass er dies merkt. Bei allergründlichster ärztlicher Untersuchung mit den perfektesten diagnostischen Methoden sind aber immer nur Krankheitsbefunde feststellbar, niemals deren Ursache. Die Krankheits*ursachen* kann man mit Untersuchungen des Kranken nicht feststellen, da die Ursachen ja in der Vergangenheit und außerhalb des menschlichen Organismus liegen. Mit den medizinischen Untersuchungsmethoden sind nur Krankheits*befunde* als Folge der in der Vergangenheit liegenden Ursachen zu finden, aber nicht die Ursachen selbst. Der Kranke lässt sich leider leicht täuschen. Er durchschaut die Methode nicht, dass ihm Krankheitsbefunde als Ursache seiner Beschwerden serviert werden. Er hält tatsächlich die krankhaften Störungen für die Ursachen seiner Beschwerden. Er unterlässt die eigentlich konsequente Frage: „Und woher kommen die krankhaften Befunde?" Er wird nicht darüber aufgeklärt, dass diese Ursachen in der Vergangenheit liegen, also in der Lebensführung, die der Krankheit vorausgegangen ist. Es wird dem Kranken nicht bewusst, dass Krankheitsursachen **immer** außerhalb des Organismus liegen. Bei der Suche nach den Krankheitsursachen im kranken

Organismus handelt es sich um ein schwer durchschaubares „Täuschungsmanöver". Aber dieser „Betrug" ist ausreichend, um dem Kranken gar nicht ins Bewusstsein kommen zu lassen, dass er die eigentlichen Ursachen in Einzelheiten seiner Lebensführung, also in der Vergangenheit, und nicht in seinem Körper suchen muss. Und da der Mensch eine nicht auseinandernehmbare Leib-Seele-Einheit ist, kann er die Ursachen auch nicht in seiner Seele finden. Denn wenn er als Leib-Seele-Einheit erkrankt, wird sich die Krankheit immer sowohl im seelischen wie im körperlichen Bereich abspielen. Im Körper findet sich genauso wenig die Ursache für die Störungen im seelischen Bereich, wie sich in der Seele die Ursachen für die Störungen im körperlichen Bereich finden. Dass dies nicht möglich ist, ist die logische Schlussfolgerung daraus, dass der Mensch nicht aus Leib und Seele besteht, sondern eine untrennbare Leib-Seele-**Einheit** darstellt. Wenn er erkrankt, erkrankt er immer im seelischen **und** im körperlichen Bereich.

Es soll also nochmals wiederholt werden, dass in logischer Konsequenz die Ursachen von Krankheiten immer in der Vergangenheit und in den Einflüssen liegen müssen, die von außen den Menschen treffen.

Hier wird häufig der Einwand vorgebracht, dass

bei angeborenen Leiden die Ursachen doch im menschlichen Organismus zu suchen seien. Bei genauer Überlegung wird aber klar, dass bei angeborenen Leiden die Ursachen in vorigen Generationen zu suchen sind. Und für diese vorigen Generationen gilt im Prinzip genau dasselbe, was für den Träger der jetzigen Generation nachgewiesen wurde.

Die harte Konsequenz aus dem Dargestellten ist, dass der Einzelne nicht die Verantwortung für sich und die nachfolgenden Generationen abwälzen kann. Er ist mit seiner Lebensführung verantwortlich für sich und die kommenden Generationen, wie die Träger der vorangegangenen Generationen verantwortlich waren für sich und die Nachfahren – also uns.

Jeder hat seine schwachen und gefährdeten Punkte. Wenn er krank wird, werden diese schwachen Punkte betroffen. So ergibt sich eine gewisse grobe Regel: Die Ursache dafür, dass der Mensch krank wird, liegt in Fehlern seiner Lebensführung; welche Krankheit er bekommt, bestimmt seine Konstitution, d. h. die schwachen Punkte, die er aus den vorigen Generationen mitbekommen hat. Trotz konstitutioneller Belastung hat aber der Mensch weitgehend die Möglichkeit, Krankheiten zu vermeiden, wenn er krankmachende Fehler in seiner Lebensführung ausschließt. Am einfachsten ist dies bei den ernährungsbedingten Zivilisationskrankheiten möglich. Sie sind durch entsprechende Ernährung zu vermeiden. Schwieriger liegt dies bei den sogenannten lebensbedingten Krankheiten, weil das Verhalten des Menschen durch die Erziehung und die vielfachen Lebensumstände geprägt wurde. Aber auch hier hat der Mensch die Möglichkeit, aus der Vergangenheit zu lernen und seine Zukunft anders zu gestalten. Scheint keine Möglichkeit zu bestehen, die Lebensumstände zu ändern, bleibt zunächst der Weg, die Einstellung zu den Verhältnissen zu ändern, bis schließlich doch ein Weg gefunden wird, die scheinbar nicht änderbaren Umstände abzustellen.

Überblicken wir nochmals den gesamten Ursachenkomplex, so bleibt das nüchterne Faktum, dass Krankheiten Ursachen haben und dass die Möglichkeit besteht, diese zu vermeiden und zu beseitigen. Voraussetzung ist allerdings, dass die Ursachen erkannt werden. Und dazu ist es notwendig, sich mit der Vergangenheit zu beschäftigen. Diese Beschäftigung mit der Vergangenheit darf aber nur zur Erkenntnis führen, ob und wo fehlerhaftes Verhalten vorlag. Es darf jedoch nicht sein, dass unentwegt in der Vergangenheit gewühlt wird, um vor sich und den anderen sozusagen ein Alibi zu schaffen zur Begründung weiteren Fehlverhaltens. Diese Gefahr mancher psychotherapeutischer Methode ist dadurch zu umgehen, dass man sich rasch nach der Beschäftigung mit der Vergangenheit, die zur Ursachenfindung geführt hat, der Zukunft zuwendet. Die Beschäftigung mit der Vergangenheit soll also lediglich dazu führen, aus ihr zu lernen, was in der Zukunft anders zu machen ist, aber nicht, um in einer Art Selbstbemitleidung und Selbstgeißelung im Hinblick auf die belastete Vergangenheit zu verharren.

In der positiven Hinwendung zu einer anders zu gestaltenden Zukunft liegt der Ausblick und die Lösung.

Bei Kopfschmerzen und Schlafstörungen ist dem Patienten mit symptomlindernden Medikamenten für den Augenblick zwar geholfen. Um ihn jedoch von diesen unangenehmen Beschwerden wirklich zu befreien, ist seine intensive Mitarbeit in dem oben genannten Sinne unerlässlich.

Kopfschmerzen, Migräne

Kopfschmerzen haben mehrere Ursachen

Nach statistischen Angaben (Stand 2010) leiden 25 % der deutschen Bevölkerung an Kopfschmerzen und Schlaflosigkeit. Der Bundesverband der pharmazeutischen Industrie meldet für 1989 den Verkauf von Schmerzmitteln in Höhe von umgerechnet mehr als einer halben Milliarde Euro. Die Deutschen geben für rezeptfrei verfügbare Analgetika jährlich rund 900 Millionen Euro aus (Die ZEIT, 10. 2. 2011). Darin sind die Kosten für Antirheumatika noch nicht enthalten. Es wurden 30 Millionen Packungen Tranquilizer und 113 Millionen Packungen Schmerzmittel verkauft. Diese Angaben machen deutlich, wie notwendig es ist, diesen Krankheitserscheinungen ein ganzes Buch zu widmen.

Kopfschmerzen sind keine Krankheit, sondern ein Symptom einer dahintersteckenden Krankheit. Kopfschmerzen signalisieren also eine Krankheit. Es gilt daher, bei jedem Kranken mit Kopfschmerzen nach der Grundkrankheit zu forschen, welche sich in Kopfschmerzen äußert.

Praktisch können bei jeder Krankheit Kopfschmerzen auftreten. So steht der Arzt bei jedem Kopfschmerzpatienten vor der schwierigen Aufgabe, den ganzen Menschen daraufhin zu untersuchen, auf welche Störung dessen Kopfschmerzen hinweisen.

Arzneimittelverordnungen

1989 verordneten die Kassenärzte ihren Patienten 704 Millionen Rezepte. Dabei bildeten die Schmerzmittel mit 82 Millionen Verordnungen den größten Anteil.

Medikamente gegen:
Schmerzen	82 Mio. Verordnungen
Husten	54 Mio. Verordnungen
Magen-Darm-Krankheiten	41 Mio. Verordnungen
Bluthochdruck	39 Mio. Verordnungen
Depressionen	35 Mio. Verordnungen
Hautkrankheiten	33 Mio. Verordnungen
Augenkrankheiten	25 Mio. Verordnungen
Infektionen	23 Mio. Verordnungen
Herzschwäche	21 Mio. Verordnungen
Erkältungen/Grippe	20 Mio. Verordnungen
Bronchialleiden	20 Mio. Verordnungen
Krampfadern	19 Mio. Verordnungen
Durchblutungsstörungen	19 Mio. Verordnungen
Herzkranzverengung	17 Mio. Verordnungen
Schlaflosigkeit	16 Mio. Verordnungen

Quelle: WIDO

Wahrscheinlich lassen Jahr für Jahr in der Bundesrepublik mehr Menschen durch Arzneimittel ihr Leben, als Opfer im Straßenverkehr zu beklagen sind (Arznei-Telegramm vom Januar 1987). Schmerzmittelverkauf in Apotheken in der Bundesrepublik im Jahre 2004 (ohne Abgabe an Krankenhäuser):
Analgetika rezeptpflichtig   629 Millionen Euro
Analgetika rezeptfrei   511 Millionen Euro
Migränepräparate   148 Millionen Euro

WIdO: Nach den aktuellen Zahlen sind die Arzneimittelausgaben in der gesetzlichen Krankenversicherung (GKV) im Jahr 2017 wieder stark angestiegen und haben mit 39,9 Milliarden Euro einen erneuten Höchststand erreicht.

Da es an dieser Stelle nicht möglich ist, auf alle in Frage kommenden Krankheiten näher einzugehen, sollen nur einige der wesentlichen Punkte angesprochen werden, die für den Kopfschmerzkranken modellhaft gelten:

Kopfschmerzen als vorübergehendes Begleitsymptom bei fieberhaften Erkrankungen und Infekten, Kopfschmerzen bei schadhaften bzw. toten Zähnen, bei Tumoren im Schädelinnern, bei Nierenerkrankungen, Blutkrankheiten, Erkrankungen innerer Organe, Gefäß- und Kreislaufkrankheiten, bei Erkrankungen des Gewebes der Halswirbelsäule, Kopfschmerzen durch Einnahme gefäßaktiver Stoffe (Kaffee, Tee) und Medikamente, Kopfschmerzen durch falsche Ernährung, lebens- und spannungsbedingte Kopfschmerzen, Kopfschmerzen als Folge von Unfällen, Schädelverletzungen und Gehirnerschütterung, Kopfschmerzen durch Umweltbelastung.

Ist der **Kopfschmerz das Begleitsymptom einer fieberhaften oder einer sonst offenkundigen Erkrankung,** so stellt er kein besonderes Problem dar, da mit dem Abklingen der Krankheit auch die Kopfschmerzen verschwinden. In einem solchen Fall wäre sogar eine augenblickliche Linderung unerträglicher Schmerzen durch Schmerzmittel vertretbar. Besser wäre es jedoch, auch in diesem Fall eine

Linderung durch naturheilerische Maßnahmen zu erstreben. Bei allen fieberhaften Erkrankungen, bei denen der Kranke bettlägerig und nicht arbeitsfähig ist, sind beispielsweise Kneipp'sche Maßnahmen eine Wohltat (s. S. 98).

Bei **Kopfschmerzen, die den Menschen scheinbar grundlos quälen,** ist gründlichste Untersuchung des ganzen Menschen notwendig. Dies gilt insbesondere beim Kopfschmerz, der schon längere Zeit besteht. Zunächst ist an örtliche Erkrankungen im Bereich des Kopfes zu denken.

Besonders häufig sind **Kopfschmerzen bei Erkrankung des Gewebes der Halswirbelsäule,** wobei mit der Halswirbelsäule nicht die einzelnen Wirbel gemeint sind, sondern das gesamte, die Wirbelsäule bildende Gewebe, die Muskeln, Bänder, Sehnen, Bindegewebe, Gelenke, Zwischenwirbelscheiben, Gefäße und Nerven. Diese Art von Kopfschmerzen gehen häufig vom Nacken aus und sind oft mit Kreuzschmerzen kombiniert. Nicht selten sind sie schon morgens beim Erwachen vorhanden. Einen Hinweis auf die besondere Erkrankungsform geben oft auch gleichzeitig Beschwerden in anderen Bezirken des Bewegungsapparates, in Gelenken und an Muskel- und Sehnenansätzen in der Nähe von Gelenken, besonders in der Kreuzgegend, im Bindegewebe usw. In all diesen Fällen ist ebenfalls die

Behandlung der Grundkrankheit nötig. Daneben empfiehlt sich unbedingt eine Auflockerungsbehandlung des Gewebes entlang der gesamten Wirbelsäule durch chiropraktische Maßnahmen und Massagen. Auf diese Weise gelingt es, auch hartnäckige Fälle von Kopfschmerzen in Ordnung zu bringen. Tritt trotzdem kein voller Erfolg ein, liegt eine weitere Störung zugrunde, die zunächst aufzudecken ist.

Kopfschmerzen können auch **von den Zähnen** ausgehen, ohne dass der Patient merkt, dass ein Zahn daran schuld ist. War es nötig, dass bei einer fortgeschrittenen Zahnkaries die Zahnpulpa (der sogenannte Nerv) abgetötet werden musste, so tritt zwar an diesem Zahn kein Schmerz mehr auf, die Umgebung kann aber noch schmerzempfindlich sein, so dass eine Kieferentzündung oder ein Abszess am toten Zahn Quellen für Kopfschmerzen sein können. Die toten Zähne können ein Störungsfeld darstellen, was sich in Beschwerden an verschiedenen Stellen des Körpers – und so auch als Kopfschmerz – äußern kann.

Als weiterer Punkt bei andauernden **Kopfschmerzen** ist zu beachten, dass **Geschwülste (Tumoren)** im Gehirn und andere raumbeengende Prozesse im Schädel ausgeschlossen werden. Aber auch entzündliche Prozesse im Bereich der Hirnhäute kommen in Frage. Ein Verdacht auf Hirntumor liegt besonders dann nahe, wenn Kopfschmerzen ununterbrochen bestehen und allmählich ständig an Intensität zunehmen, etwa entsprechend dem Wachstum einer Geschwulst. Früher waren zur Diagnostik umständliche und für den Patienten unangenehme Untersuchungsmethoden notwendig, die heute meist durch eine Computertomographie entfallen.

Als Grund für **Kopfschmerzen** kommen auch **chronisch entzündliche Erkrankungen der Nasennebenhöhlen,** besonders der Stirnhöhle, in Frage. Die oberen Luftwege der Nase haben die Aufgabe, die Luft in der kurzen Zeit der Einatmung anzuwärmen, zu befeuchten und zu reinigen. Um die Luft mit möglichst viel Schleimhaut in Berührung zu bringen, sorgt der Organismus für eine Oberflächenvergrößerung durch Erweiterung der Luftwege mittels der Kieferhöhlen, der Siebbeinzellen und der Stirnhöhle. Meist ist es so, dass bei einer sogenannten Erkältung, d. h. bei einem Nasenkatarrh (Schnupfen), die Nebenhöhlen beteiligt sind. Auch diese Vorgänge können sich in Kopfschmerzen äußern.

Alle örtlichen Maßnahmen der Nasenschleimhäute sind nachteilig. Dies gilt besonders für Nasen- und Rachensprays sowie Nasentropfen, die die Schleimhaut vorübergehend zum Abschwellen bringen sollen. Da die verstopfte Nase sofort frei wird, meint der Kranke, das Mittel helfe ihm. Nach kurzer Zeit schwillt die Schleimhaut jedoch in vermehrtem Maße als Reaktion wieder an. Der Kranke ist auf diese Weise gezwungen, das Mittel immer wieder zu benützen. Er quält sich lange mit diesem Übel ab. Eine Heilung ist jedoch nur möglich, wenn schleimhautabschwellende Mittel völlig gemieden werden. Mit Kneipp'schen Maßnahmen (Wechselunterschenkelbäder s. S. 98 ff.), homöopathischen Mitteln und Einhaltung einer vitalstoffreichen Vollwerternährung ist die Krankheit rasch behoben.

Weiterhin müssen bei andauerndem **Kopfschmerz** die **Augen** auf Kurz- oder Weitsichtigkeit oder auf unterschiedliche Sehschärfe der beiden Augen überprüft werden. Bei älteren Menschen kann sich vor allem beginnender grüner Star (Glaukom) durch Kopfschmerzen ankündigen. Beim Glaukom handelt es sich um eine Druckerhöhung im Augeninnern, die ihrerseits wieder mehrere Ursachen haben kann. Hierbei sind drucksenkende spezifische Arzneimittel notwendig.

Es gibt kaum eine Krankheit, die sich nicht nebenbei auch in Kopfschmerzen als uncharakteristisches Symptom äußern kann. Die **entzündlichen Erkrankungen** mit und ohne Fieber sind schon genannt. Bei allen anderen Erkrankungen sind nicht die einzelnen Krankheitserscheinungen, d. h. Symptome, von Bedeutung, sondern deren **Ursachen.** Denn die Ursachen, die schließlich zu den Kopfschmerzen führen, sind die gleichen, die zu der Krankheit führen, unter deren Krankheitserscheinungen sich auch Kopfschmerzen finden.

Kopfschmerz als Ausdruck von Ernährungsfehlern

Es bleibt eine beträchtliche Anzahl von Kopfschmerzpatienten übrig, die mehr oder weniger häufig oder ständig mit Kopfschmerzen zu tun haben, bei denen der Kopfschmerz das alleinige Symptom ist. Bei dieser Patientengruppe finden sich stets Fehler in der Lebensführung als Erklärung für die Kopfschmerzen.

Grundsätzlich lassen sich alle Krankheiten in **drei große Ursachengruppen** einteilen:

ernährungsbedingte Zivilisationskrankheiten, lebensbedingte Krankheiten und **umweltbedingte Krankheiten,** also diejenigen, die durch die toxische Gesamtsituation entstehen.

Bei einem Teil der Kopfschmerzpatienten verschwinden die Beschwerden, wenn beispielsweise die gröbsten Fehler in der Ernährung abgestellt werden – ein Zeichen dafür, dass sich Vitalstoffmangel auch als Kopfschmerz äußern kann. Eigentlich verwundert diese Feststellung nicht, ist doch der Kopfschmerz das allgemeinste und häufigste Warnsignal überhaupt.

Da die Nahrung bei jedem Menschen zwangsläufig täglich eine zentrale Rolle spielt und die täglichen Fehler unweigerlich zu Spätschäden führen, sei das Wesentliche der **ernährungsbedingten Zivilisationskrankheiten** kurz dargestellt.

Zu den nachweislich **ernährungsbedingten Zivilisationskrankheiten** gehören:

- *der Gebissverfall, die Zahnkaries, die Parodontose und Zahnfehlstellungen, Letztere als Folge der Ernährungsfehler der vorigen Generationen*
- *die Erkrankungen des Bewegungsapparates, die sogenannten rheumatischen Erkrankungen, die Arthrose und Arthritis, die Wirbelsäulen- und Bandscheibenschäden*
- *alle Stoffwechselkrankheiten wie Fettsucht, Zuckerkrankheit, Leberschäden, Gallensteine, Nierensteine, Gicht usw.*
- *die meisten Erkrankungen der Verdauungsorgane wie Stuhlverstopfung, Leber-, Gallenblasen-, Bauchspeicheldrüsen- sowie Dünn- und Dickdarmerkrankungen, Verdauungs- und Fermentstörungen*
- *Gefäßerkrankungen wie Arteriosklerose, Herzinfarkt, Schlaganfall und Thrombosen*

- *mangelnde Infektabwehr, die sich in immer wiederkehrenden Katarrhen und Entzündungen der Luftwege, den sogenannten Erkältungen, und in Nierenbecken- und Blasenentzündungen äußert*
- *die meisten allergischen Reaktionen, die sogenannten Allergien.*
- *Auch an der Entstehung des Krebses ist die Fehlernährung in erheblichem Maße mitbeteiligt.*

Meist genügt schon die Abstellung der häufigsten Fehler, die für die Entstehung dieser Erkrankungen verantwortlich sind. Damit besteht nicht nur die Aussicht, dass diese Krankheiten sich nicht weiter verschlimmern, sondern dass gleichzeitig die Kopfschmerzen aufhören.

Der wichtigste Punkt ist die Vermeidung bzw. drastische Einschränkung des Verzehrs aller Fabrikzuckerarten. Dazu zählen:

weißer Haushaltszucker, brauner Zucker, Milchzucker, Malzzucker, Fruchtzucker, Traubenzucker, sog. Vollrohrzucker, Ur-Süße, UrZucker, Sucanat, Rapadura, Demerara, Apfelsaft, Birnendicksaft, Ahornsirup, Maltodextrin, Frutilose, Melasse, Sirup anderer Art u. a. m.

Die Zahl der Migränepatienten ist sehr groß, die allein durch den Verzicht auf Fabrikzuckerarten Migräneanfälle vermeiden können. Eine Patientin schrieb mir kürzlich folgenden Brief:

"Seit zwanzig Jahren habe ich unter Kopfschmerzen, Migräne und anderen unschönen Dingen gelitten. Vor einem Jahr war ich keinen Tag ohne Schmerzen. Lange Zeit lebten wir nach Kostplänen von Herrn Dr. Bircher-Benner. Leider konnte ich, wie wohl viele Menschen, die rohen Getreidegerichte nicht vertragen. Als ich Ihr Buch ‚Krank durch Zucker'* gelesen hatte, habe ich am anderen Tag radikal alles aus meinem Speiseplan gestrichen, was auch nur in geringsten Spuren Zucker o. A. enthält. Seit diesem Tag kann ich Vollkornbrote und Frischkornbrei ohne jegliches Problem essen.

Dadurch, dass meine unerträglichen Schmerzen aufgehört haben, bekam ich so viel Kraft und neue Energie, dass es mir sehr leicht fällt, auf alle Genussgifte und auf alles Schädliche zu verzichten.

Praktisch über Nacht verschwanden fast alle Beschwerden. Die Migräne ist zu 95 % geheilt, und ich bin auch im Sport wesentlich leistungsfähiger geworden."

(Helga K., Friedrichshafen)

---

* Jetziger Titel: „Zucker, Zucker ... krank durch Fabrikzucker", emu-Verlag.

Die Erfolgsstatistik der Kopfschmerz- und Migränebehandlung durch Vermeidung der Fabrikzuckerarten erhöht sich signifikant, wenn gleichzeitig alle Produkte aus Auszugsmehlen durch Vollkornprodukte ersetzt werden. Die Ernährungswissenschaft gibt dafür folgende Erklärung: Die Nervenzellen benötigen zu ihrer normalen Funktion eine ausreichende Versorgung mit Vitamin B1. Diese Tatsache schlägt sich schon in der Namensgebung von Vitamin B1 nieder, das im wissenschaftlichen Bereich als Aneurin bezeichnet wird. Die Bezeichnung „A" und „neurin" bringt zum Ausdruck, dass die Neuronen (Einheiten des Nervensystems) nicht funktionieren (A), wenn das Aneurin (Vitamin B1, auch Thiamin genannt) nicht zur Verfügung steht. Zur Verwertung aller Zuckerarten im Stoffwechsel, d. h. zu ihrem Abbau, durch den Energie frei wird, ist unter den Vitaminen des B-Komplexes besonders das Vitamin B1, das Aneurin, notwendig. So bewirken alle isolierten Zuckerarten, wenn sie aus dem natürlichen Verband eines kohlenhydrathaltigen Lebensmittels herausgelöst werden, einen erhöhten Vitamin-B1-Verbrauch bzw. eine Beeinträchtigung der Nervenfunktionen, wenn nicht genügend Aneurin zur Verfügung steht. Diese Stoffwechselvorgänge haben dazu geführt, dass man in vereinfachter Form dem Durchschnittsbürger, dem ja diese chemischen Vorgänge unbekannt sind, den isolierten **Zucker** als **Vitamin-B1-Räuber** darstellen kann. Dieser Ausdruck macht jedem chemischen Laien in einfacher Weise klar, dass erhöhter Verzehr von isoliertem Zucker auch gleichzeitig erhöhte Zufuhr von Vitamin B1 erfordert bzw. dass es zu einem relativen Aneurinmangel kommt, wenn die Nahrung raffinierte Kohlenhydrate in Form von Auszugsmehlen und Fabrikzuckerarten enthält.

Diese wenigen chemischen Daten sollen verständlich machen, wie bereits die übliche Zivilisationskost die Basis schafft, auf der vermehrte Neigung zu Kopfschmerzen erwächst. Auf der anderen Seite ergibt sich daraus ein wichtiger Hinweis für die Basisbehandlung bei *allen* Kopfschmerzkranken, nämlich dafür zu sorgen, dass die Ernährung ausreichend Vitamin B1 enthält. Dies geschieht durch weitgehende Vermeidung aller Fabrikzuckerarten und den Ersatz der Auszugsmehlprodukte durch solche aus vollem Korn.

Zu meiden sind:
- *alle Fabrikzuckerarten*
- *Auszugsmehle und Produkte daraus*
- *Fabrikfette (Margarine/gewöhnliche Öle)*
- *Säfte und gekochtes Obst bei Magen-Darm-Empfindlichkeit*

Täglich gegessen werden sollten:
- *Vollkornbrot und Vollkornprodukte*
- *Frischkorngericht (s. Rezept)*
- *Frischkost – mindestens ⅓ der Gesamtnahrung*
- *naturbelassene Fette (Butter, Sahne, sog. kaltgepresste, unraffinierte Öle)*

Alles andere ist – eventuell mit Einschränkung – erlaubt.

In diesem Rahmen ist der Hinweis wichtig, dass ein Teil der Vollkornnahrung in unerhitzter Form verzehrt wird, da durch die Erhitzung ein gewisser Verlust an Vitaminen entsteht. Denn üblicherweise werden alle Vollkornprodukte in Form von Gebäcken, also erhitzt, zubereitet. Der Ausgleich geschieht durch den Frischkornbrei, wie ihn der bekannte Ernährungsforscher Prof. Kollath angegeben hat. Sein Grundrezept, das natürlich durch verschiedene Zutaten variiert werden kann, lautet folgendermaßen

Rezept für Frischkornbrei

Er wird aus einer Mischung von Roggen und Weizen oder aus einer einzelnen Getreideart hergestellt. Es kann auch Weizen, Roggen, Hafer, Gerste, Hirse gemischt wer-

den. Es werden 3 Esslöffel Getreide durch eine Kaffee- oder Getreidemühle grob geschrotet. Das Mahlen muss jedesmal frisch vor der Zubereitung vorgenommen werden. Dabei spielt es keine Rolle, ob die Getreidemühle mit Mahlsteinen oder einem Stahlmahlwerk arbeitet. Nicht auf Vorrat mahlen!

Das gemahlene Getreide wird mit ungekochtem, kaltem Leitungswasser zu einem Brei gerührt und mehrere Stunden (bis zu zwölf) stehengelassen. Die Wassermenge wird so berechnet, dass nach der Quellung nichts weggegossen zu werden braucht. Nach etwa fünf bis zwölf Stunden wird dieser Brei genussfähig gemacht durch Zusatz von frischem Obst (je nach Jahreszeit), Zitronensaft, 1 Teelöffel Honig (nur manchmal, regelmäßig Honig kann Karies erzeugen), 1 Esslöffel Sahne, geriebenen Nüssen, nach Art des Bircher-Benner-Müslis. Solange verfügbar, sollte man immer einen Apfel hineinreiben und sogleich untermischen. Der geriebene Apfel macht den Frischkornbrei besonders luftig und wohlschmeckend.

Es ist ohne Belang, zu welcher Tageszeit dieser Brei genossen wird.

Die Frischkornmahlzeit nach Dr. Evers

3 Esslöffel Roggen oder Weizen oder anderes Getreide (keine Mischung) werden über Nacht (etwa 12 Stunden) mit ungekochtem, kaltem Wasser eingeweicht. Am Morgen werden die Körner in einem Sieb mit frischem Wasser gespült. Tagsüber bleiben sie trocken stehen. In der zweiten Nacht werden sie wieder mit Wasser übergossen, am nächsten Morgen wieder gespült. Dieser Vorgang wird so lange fortgesetzt (im Durchschnitt 3 Tage), bis die Körner keimen und die Keimlinge ca. ⅓ cm, lang sind. In der Keimzeit sollen die Körner möglichst bei Zimmertemperatur stehen (d. h. nicht zu kalt und nicht zu warm). Diese gekeimten Körner können mit Zutaten versehen werden, wie beim Frischkornbrei angegeben. Sie sind gründlich zu kauen.

Die Erfahrung hat nun gezeigt, dass allein schon durch Vollkornprodukte anstelle von Produkten aus Auszugsmehlen ein relativ großer Teil von Kopfschmerzpatienten eine erhebliche Linderung erfährt. Ferner ist ein gewisser Anteil von Frischkost, d. h. von rohem Obst und rohen Gemüsen etwa in Salatform, notwendig. Dieser Frischkostanteil sollte ungefähr ein Drittel der Gesamtnahrung ausmachen. Je größer dieser ist, umso größer ist ja auch der Vitalstoffgehalt der Nahrung (weitere Hinweise s. S. 142).

Vitalstoffe (biologische Wirkstoffe)

- *Wasser- und fettlösliche Vitamine*
- *Mineralstoffe*
- *Spurenelemente*
- *Enzyme/Fermente*
- *ungesättigte Fettsäuren*
- *Aromastoffe*
- *Faserstoffe (sog. Ballaststoffe)*

Wenn die Kostform einen gewissen Anteil von Frischkost enthält, ist der Bedarf an Vitalstoffen weitgehend gesichert. In vielen Krankheitsfällen ist eine gleichzeitige Einschränkung bzw. Vermeidung von tierischem Eiweiß notwendig. Dies gilt besonders, wenn gleichzeitig erhöhter Blutdruck, allergische oder rheumatische Erscheinungen vorhanden sind. Unter tierischem Eiweiß verstehen wir Milch, Joghurt, Quark, Käse, Eier, Wurst, Fisch und Fleisch. Wie weit diese Tiereiweiße einzuschränken bzw. zu vermeiden sind, ist im Einzelfall zu entscheiden und rasch zu beurteilen, da der Erfolg schnell erkennbar ist. Da in breiten Bevölkerungskreisen immer noch die Angst besteht, dass beim Weglassen von tierischem Eiweiß der Eiweißbedarf nicht ausreichend gedeckt werden könnte, ist der Hinweis wichtig, dass pflanzliche Eiweiße vollwertig sind, d. h. alle essentiellen Aminosäuren enthalten. Dieser Hinweis ist besonders zu betonen, da eben in der alten Ernährungslehre fälschlicherweise behauptet wurde, die pflanzlichen Eiweiße seien nicht vollwertig. Die pflanzlichen Eiweiße sind nicht nur vollwertig, sondern den tierischen auch deshalb vorzuziehen, weil sie in unerhitzter Form verzehrt werden können, während dies beim Fleisch, das ja meist in erhitzter Form gegessen wird, nicht der Fall ist.

Das unerhitzte sogenannte native Eiweiß hat gegenüber dem denaturierten Eiweiß deutliche Vorteile. Bei Tierfütterungen mit denaturiertem Eiweiß zeigen sich erhebliche Mangelerscheinungen, die sich bis in spätere Generationen fortsetzen. Dieselben Erscheinungen sind in paralleler Weise auch beim Menschen nachweisbar.

Bei Abstellung der vorgenannten gröbsten Ernährungsfehler zeigt sich, dass dadurch nicht nur die Kopfschmerzen verschwinden, wenn sie durch Fehlernährung bedingt waren, sondern auch zahlreiche symptomatische Begleiterscheinungen der Zivilisationskost, z. B. die oft gleichzeitig bestehende **Stuhlverstopfung, Stauungsbeschwerden im Bereich der Gallenblase** und der **Gallenwege, Unpässlichkeiten** durch funktionelle Störungen der Bauchspeicheldrüse, des Magens und der übrigen Verdauungsorgane. Oft wird ja die Stuhlverstopfung als Ursache für die Anfälligkeit zu Kopfschmerzen genannt; aber bei genauer Betrachtung der Zusammenhänge zeigt sich, dass es nicht die Stuhlverstopfung ist, die zu Kopfschmerzen führen kann, sondern dass die Stuhlverstopfung ebenfalls bereits ein Symptom darstellt, das seinerseits Ursachen hat, eben meist die zivilisatorische Ernährung mit Auszugsmehlen und Fabrikzuckerarten. Werden diese Fehler abgestellt, verschwindet eben nicht nur die Verstopfung, die eine Art Indikator für Lebensfehler darstellt, sondern auch die anderen Unpässlichkeiten einschließlich Kopfschmerzen.

Auf indirektem Wege ist die Ernährung weiterhin an Krankheiten ursächlich beteiligt, die ihrerseits wieder für den Symptomkomplex Kopfschmerzen verantwortlich sind. Hier kommen viele **Krankheiten der inneren Organe** in Frage, die keine örtlichen Beschwerden hervorrufen.

Kopfschmerz als Ausdruck von Kreislaufstörungen und Gefäßerkrankungen

Gefäß- und Kreislauferkrankungen verursachen nur dann Kopfschmerzen, wenn sie dekompensiert sind, d. h. wenn zum Beispiel der Kreislauf aus dem Gleichgewicht gekommen ist. Diese Kopfschmerzen werden auch als vasomotorisch bezeichnet (vas = Gefäß). Es handelt sich allgemein um vegetative Regulationsstörungen. Alle funktionellen Störungen weisen auf eine Störung des vegetativen Systems hin, das aus dem vegetativen Nervensystem und den inneren Drüsen besteht.

So kann **erhöhter Blutdruck** durch eine Verengung bestimmter Gefäßgebiete hervorgerufen werden. Dies bedeutet für das Herz erhöhte Leistung, wenn es das Blut durch verengte Gefäße, die einen erhöhten Widerstand bedeuten, hindurchpressen muss. Ist das Herz imstande, diese vermehrte Leistung zu vollbringen, ist der Kreislauf trotz des erhöhten Blutdrucks im Gleichgewicht. Ist das Herz dazu nicht imstande, so ist der Kreislauf nicht im Gleichgewicht, d. h. dekompensiert. Ein nicht kompensierter Kreislauf kann sich in Kopfschmerzen äußern. Erhöhter Blutdruck ruft allein jedoch keine Kopfschmerzen hervor, solange der Kreislauf im Gleichgewicht ist.

Die Blutdruckverhältnisse geben häufig näheren Aufschluss. Beim Blutdruck werden zwei Werte gemessen. Die obere Zahl entspricht dem systolischen Druck und die untere dem diastolischen. Der systolische Druck ist derjenige, der im Augenblick der

Zusammenziehung des Herzens (Systole) entsteht, während der diastolische Druck den Druck anzeigt, der in dem Moment entsteht, in dem das Herz sich nicht kontrahiert (zusammenzieht). So schwankt der Blutdruck normalerweise zwischen zwei Werten, von denen der eine der Systole und der andere der Diastole des Herzens entspricht. Würden die Blutgefäße aus einem starren Rohr bestehen, so würde der Blutdruck bei der Systole des Herzens auf eine bestimmte Höhe gepresst, während er in dem Augenblick, in dem das Herz sich nicht zusammenzieht (Diastole) auf Null absinken würde.

Da aber die Wände der Gefäße elastisch sind, sinkt der Druck während der Diastole nicht auf Null ab, sondern auf einen Wert, der der Elastizität der Gefäße entspricht. Ist der Kreislauf also im Gleichgewicht, d. h. kompensiert, so besteht ein bestimmtes Verhältnis zwischen dem systolischen und diastolischen Druck.

Bei starren Gefäßwänden ist der Abstand vom systolischen zum diastolischen Druck relativ groß. Man spricht dann von einer hohen Amplitude. Diese kann aber auch durch bestimmte krankhafte Veränderungen der Herzklappen entstehen.

Um einige Beispiele zu nennen, kann man etwa einen Blutdruck von 120/70, 120/80, auch noch 120/90 als kompensiert ansehen, ebenso einen Druck von

180/100 bzw. 180/110, selbst einen Druck von 240/120. Ein Druckverhältnis von 180/120 oder 240/180 weist allerdings auf deutliche Zeichen einer Dekompensation hin. In jedem einzelnen Fall sind dann die Herz- und Kreislaufverhältnisse durch weitere Untersuchungen zu klären.

Ist das Herz also imstande, die Leistung zu vollbringen, die die jeweilige Anforderung des Kreislaufs erfordert, so spricht man eben von kompensiertem Kreislauf. Ist das Herz diesen Anforderungen nicht gewachsen, so besteht eine Dekompensation des Kreislaufs.

Alle Fälle eines dekompensierten Kreislaufs können u. a. mit Kopfschmerzen, aber natürlich auch mit anderen Symptomen einhergehen. Erkrankungen dieser Art müssen entsprechend behandelt werden. Scheiden sie als Grundübel aus, muss die Suche weitergehen.

Bei diesen genannten Störungen spielen sogenannte **gefäßaktive Stoffe wie Kaffee und Tee** eine wesentliche Rolle. Solange Patienten nicht auf diese Drogen verzichten, können sie nicht damit rechnen, je ihre Kopfschmerzen (aber auch ihre Schlaflosigkeit) loszuwerden. Zu den Störfaktoren gehören auch zahlreiche Medikamente gegen Kopfschmerzen soweit sie Coffein enthalten. Diese Mittel sind geeignet, einen Anfall von Kopfschmerzen, ähnlich wie eine Tasse Bohnenkaffee, zu lindern. Diese für den Augenblick helfenden Mittel sind aber häufig der Grund, weshalb Kopfschmerzen in immer kürzeren Abständen auftreten. Dieser scheinbare Widerspruch beruht darauf, dass diese Mittel momentan zwar helfen, aber auf die Dauer vermehrte Anfälligkeit zu Kopfschmerzen erzeugen.

Gerade diese vasolabilen Menschen, die durch Kaffee und Tee vorübergehende Erleichterung verspüren, sollten diese Genussmittel besonders meiden. Die augenblickliche Besserung der Kopfschmerzen durch coffeinhaltige Getränke bzw. Medikamente ist nämlich ein direkter Hinweis darauf, dass die Gefäße der Betreffenden auf diese Drogen empfindlich reagieren. Wer jedoch keine negative Reaktion dabei bemerkt, braucht sich das Vergnügen nicht zu versagen. Dies soll ausdrücklich betont werden, um Missverständnisse von vornherein auszuschließen.

Man muss sich diese Vorgänge etwa folgendermaßen vorstellen: Das Blut des Menschen fließt ja nicht frei im Körper umher, sondern ist in Röhren gefasst, den sogenannten Blutgefäßen. Nehmen wir an, das Gesamtfassungsvermögen der Blutgefäße beträgt ca. 5 Liter, so bewirken gefäßerweiternde Medikamente nicht eine Vermehrung der Gesamtkapazität, was ja dazu führen würde, dass plötzlich nicht mehr genügend Blut für die erweiterten Blutgefäße vorhanden wäre. Ein solcher Zustand würde ja sofort zum Tode führen, wenn für die Blutgefäße nicht genügend Blut zur Verfügung stünde. In Wirklichkeit ist es so, dass gefäßerweiternde Medikamente lediglich bestimmte Gefäßgebiete erweitern, während andere Gefäßgebiete um so viel verengt werden, dass die gesamte Kapazität der Blutgefäße von 5 Litern konstant bleibt. Sogenannte gefäßerweiternde Mittel erweitern also nur immer bestimmte Gefäßgebiete, während andere um so viel verengt werden. Das führt zu einer Unruhe im Gefäßsystem, also gerade zum Gegenteil dessen, was erstrebt wird. Personen, die zu Kopfschmerzen neigen, sind ja gerade Menschen, die ein labiles Gefäßsystem haben. Für diesen Personenkreis sind gefäßaktive Medikamente besonders nachteilig, eben weil sie den Kreislauf nicht stabilisieren, sondern in Unruhe bringen. Denn wenn durch ein Medikament ein bestimmter Gefäßbereich künstlich erweitert wird und ein anderer entsprechend verengt, so handelt es sich dabei lediglich um eine Erstreaktion. Nach Abklingen dieser Erstwirkung kommt es zu gegenregulatorischen Maßnahmen des Organismus. Die Gefäßbezirke, die durch die Kaffeewirkung sich erweitert hatten, kommen nun zur Verengung und umgekehrt, die verengt waren, kommen zur Erweiterung. Bei der Verordnung von Kaffee und coffeinhaltigen Medikamenten wird so gut wie immer nur die Erstwirkung berücksichtigt, während die umgekehrte Sekundärwirkung vom Verordner gedanklich unterdrückt wird, da sie ja dem ursprünglichen Zweck der Verordnung entgegenläuft. In Wirklichkeit ist aber diese reaktive Zweitwirkung genauso vorhanden wie die Erstwirkung.

In der Praxis wirken sich diese Verhältnisse bei der Behandlung von Kopfschmerzen ungünstig aus. Patienten, die zu Kopfschmerzen neigen, sind Menschen, die von Hause aus ein **labiles Gefäßsystem** haben. Sie gehören vorwiegend zu dem Typ der **Sympathikotoniker.** Die Tätigkeit der Blutgefäße wird von dem **vegetativen Nervensystem** gesteuert, das unabhängig vom Willen arbeitet. Dieses vegetative Nervensystem gliedert sich in Sympathikus und seinen Gegenspieler, den Parasympathikus, auch Vagus genannt. Dieses System ist vom Willen unabhängig, kann also willentlich nicht beeinflusst werden. Es heißt daher auch autonomes System, d. h. nach eigenen Gesetzen arbeitend (auto = selbsttätig, nomos = Gesetz). Es ist jedoch durch Änderung der Lebensweise beeinflussbar. Beispielsweise bewirkt eine Reizung des Sympathikus eine Beschleunigung der Herztätigkeit, die des Vagus eine Verlangsamung. Bei den Verdauungsorganen liegen die Verhältnisse genau umgekehrt: eine Vagusreizung bewirkt eine beschleunigte Darmtätigkeit und die Sympathikuserregung eine Verlangsamung. Nun gibt es Menschen, bei denen von ihrer Konstitution her der Sympathikus der Tonangebende ist, man nennt sie Sympathikotoniker, und umgekehrt steht beim Vagotoniker das Nervensystem mehr unter dem Einfluss des Vagus. Zu diesem Personenkreis gehören z. B. Menschen, die, wenn sie rauchen, zu Magengeschwüren neigen. Der Sympathikotoniker, der raucht, ist vermehrt für einen Herzinfarkt anfällig, weil bei ihm das Nikotin zu einer Verengung der Herzkranzgefäße führt. Der Sympathikotoniker ist auch mehr für Kopfschmerzen anfällig als der Vagotoniker. Unter den Vagotonikern finden sich mehr Menschen mit niedrigem Blutdruck, während der Sympathikotoniker zu erhöhtem Blutdruck neigt; parallel kommen bei ihm auch mehr Kopfschmerzen vor.

Kaffee und Tee erzeugen nach ihrem Genuss natürlich nicht jedesmal Kopfschmerzen; eher ist das Gegenteil der Fall. Allenfalls könnte regelmäßiger Genuss über lange Zeit hinweg vegetative Regulationsstörungen hervorrufen, die sich u. a. in Kopfschmerzen äußern können. Mit einem Verbot von Kaffee und Tee ist genauso wenig zu erreichen wie mit dem Verbot anderer schädlicher Gewohnheiten.

Denn ein Kranker lässt von seinen Gewohnheiten erfahrungsgemäß niemals nur deshalb ab, weil der Arzt sie ihm verbietet. Allein die Einsicht, dass zur Besserung seiner Beschwerden der Verzicht auf die lieb gewordenen Schädlichkeiten nötig ist, kann ihm helfen. Der Betroffene hat dann immer noch die Freiheit zu entscheiden, ob ihm der Verlust seiner Beschwerden den Verzicht von Kaffee und Tee wert ist oder ob er seinen Gewohnheiten zuliebe ab und zu Kopfschmerzen in Kauf nehmen will. Je mehr Kenntnisse er über diese Zusammenhänge erwirbt, umso mehr engt sich allerdings sein Freiheitsraum ein, gegen Grundsätze der Schöpfung zu verstoßen, denn dies geschieht meist nur aus Unkenntnis.

Für das **Rauchen** gelten ähnliche Gesichtspunkte. Es ist aber viel seltener Nebenursache für Kopfschmerzen als Kaffee und Tee. Rauchende Männer haben relativ selten Kopfschmerzen. Überhaupt leiden Männer als vegetativ weniger empfindliche Organismen sowieso seltener an Kopfschmerzen als Frauen. Dieses weniger gut ausgebildete Warnsystem bei Männern führt andererseits zu einer geringeren Lebenserwartung bei diesen. Bei vegetativ labilen Frauen dagegen kann die Zigarette, vor allem im Verein mit Kaffee und Tee, wesentlich zur Entstehung von Kopfschmerzen beitragen.

Außer dem mangelhaften Wissen über diese

Zusammenhänge spielt noch ein anderer Faktor eine wichtige Rolle: es ist die **Abhängigkeit,** früher auch weniger glücklich Sucht genannt. Die medizinische Erkenntnis, dass Coffein bzw. Tein die Gefäßregulation stören, ist für den **Drogenabhängigen** nicht ausreichend, um von der Droge loszukommen. Hier sind tiefere Erkenntnisse notwendig. Um diese jedoch dem Abhängigen zu vermitteln, sind in jedem einzelnen Fall die ursprünglichen Gründe zu ermitteln, die zu der Abhängigkeit geführt haben. Zu diesem Zweck kommt man nicht daran vorbei, auf die Lebensgeschichte des Einzelnen gründlich einzugehen. Wenn ihm dadurch bewusst geworden ist, wo die eigentlichen Hintergründe liegen, weshalb er zu der Lösung eines Problems sich einer Droge zugewandt hat, öffnen sich neue Möglichkeiten, sich von der Drogenabhängigkeit zu lösen.

Da es in der breiten Bevölkerung viel zu wenig bekannt ist, dass Kaffee, schwarzer und grüner Tee zu den Drogen gehören, erscheint es daher notwendig, bei einer Abhandlung über Kopfschmerzen sich mit dem Kaffeeproblem ausführlicher zu beschäftigen. Kopfschmerzen, Kreislaufstörungen, Kreislauflabilität, Schlaflosigkeit und Kaffee als gefäßaktiver Stoff, haben in der Problematik enge Berührungspunkte.

Vom Kaffee und seinen Wirkungen

Bohnenkaffee ist für viele Menschen ein bedeutungsvoller Teil ihres Lebensinhaltes, zu dem sie stark gefühlsbetonte Bindungen haben. Es ist daher gewagt, über einen solchen Stoff, der zudem noch zu den Genussmitteln gehört, etwas Kritisches auszusagen. Man wird kaum je eine objektive Diskussion über ein Genussmittel erleben – eben wegen der lustbetonten Gefühle, die damit verbunden sind.

Ein Bonmot des New Yorker Krebsforschers Ernest L. Wynder kennzeichnet die psychologische Sonderstellung der Genussmittel treffend: „Als ich zu predigen begann, dass die Zigarette am Lungenkrebs schuld ist, verlor ich einige meiner Freunde. Als ich dann warnte, Whiskytrinken könne Mundhöhlen- und Speiseröhrenkrebs verursachen, verlor ich noch mehr Freunde. Und seitdem ich den Leuten erzähle, dass Nonnen keinen Gebärmutterkrebs bekommen, bin ich völlig vereinsamt."

Nach Nedde (14) lag der Verbrauch von Bohnenkaffee 1965 mit 116,1 l pro Kopf und Jahr in der BRD vor dem Bier mit 114,2 l und der Milch mit

107,1 l an der Spitze aller Getränke. Es ist eine ständige Steigerung des Kaffeekonsums festzustellen – 2009 waren es 150 l pro Kopf und Jahr, 2015 bereits 162 l (Quelle: Deutscher Kaffeeverband). Die Tatsache, dass der Kaffee zu einem alltäglichen Volksgetränk geworden ist, unterstreicht seine Bedeutung und zwingt uns geradezu, sich mit seinen Wirkungen genauer zu beschäftigen.

Was der Kaffee alles enthält

Vorweg müssen wir uns mit den Inhaltsstoffen bekannt machen. Am einfachsten geht man dabei von dem Kaffee-Infus (Aufguss) aus. Um vergleichbare Zahlen zu erhalten, nehmen wir 10 g Kaffee-Pulver auf 100 ml Wasser und rechnen eine Tasse zu 140 ml. Brühen wir für den Normalverbraucher eine Tagesdosis von 250 ml dieses *starken* Kaffees, so käme man ungefähr auf einen Gehalt von 270 mg Coffein, 825 mg Chlorogensäure, 1600 mg Kaffeesäure, 188 mg Chinasäure, 90 mg Trigonellin, 8 mg Cholin und 325 mg Kalium. Dies sind nur Annäherungszahlen. Je nach Sorte werden Werte bis zur doppelten Höhe angegeben. In Prozenten ausgedrückt, liegt der Coffeingehalt zwischen 0,9 und 1,8 %, aber auch Werte von 3 % werden genannt (10).

Die Chlorogensäure entsteht während des Röstprozesses; die Kaffee- und Chinasäure sind Abbauprodukte der Chlorogensäure. Für die *Bekömmlichkeit* sind diese Säuren von Belang. Die Chinasäure ist bei vielen Spezies ein Ausgangspunkt für die Biosynthese von aromatischen Aminosäuren vom Typ des Tyrosins und des Phenylalanins.

Die Kaffeesäure gehört als Grundbaustein in die Reihe der zahlreichen Flavonkörper, die man wegen ihrer gefäßabdichtenden und das Vitamin C unterstützenden Wirkungen unter der Sammelbezeichnung P-Faktoren den Vitaminen zurechnet. Ähnliches gilt für Trigonellin, ein Methylierungsprodukt der Nikotinsäure. Die Nikotinsäure gehört zum Vitamin-B-Komplex. Tatsächlich entsteht bei dem Röstprozess aus dem Trigonellin Nikotinsäure durch Entmethylierung. Der Gehalt an Nikotinsäure beträgt je nach Kaffeesorte 2 bis 10 mg/dl.

Für die Chlorogensäure und das Röstkaffeefett ist erwiesen, dass sie pharmakologisch messbar Nerven gleichsinnig reizen wie das Coffein. Mit beiden Bestandteilen lässt sich im Rattenversuch die Reizschwelle für Elektroschocks senken (6). Die Wirkung der Chlorogensäure und des Kaffeefetts als Coffein-Synergisten erklärt auch, warum coffeinfreier Kaffee immer noch etwa ein viertel so stark wie coffeinhaltiger Kaffee wirkt.

Die Chlorogensäure ist aber kein röstkaffeespezifisches Produkt. Sie findet sich auch in anderen pflanzlichen Nahrungsmitteln. In 100 g Kartoffeln sind z. B. 385 mg Chlorogensäure enthalten. So wäre in 500 g Kartoffeln ein Coffein-Äquivalent von Chlorogensäure enthalten, das einer Tasse starken Bohnenkaffees entspräche. Wegen der unterschiedlichen Resorptionsverhältnisse ist ein solcher Vergleich freilich problematisch. Auch Äpfel, Weintrauben, Birnen usw. enthalten Chlorogensäure von ca. 120 mg auf 100 g (10, 13).

Zu den Reizstoffen im Röstkaffee gehört auch das schwefelhaltige *Merkaptan.* Der Vollständigkeit halber seien noch Tannine, Aromastoffe, Eiweißkörper, Mineralsalze (außer Kalium) und Mannan als weitere Bestandteile des Kaffeeaufgusses erwähnt.

Die Verbrennungsprozesse während des Röstvorganges hinterlassen eine große Zahl von Abbau- und Oxidationsprodukten, die vorwiegend das Aroma prägen, aber wenig physiologische Bedeutung haben. So ist über die reichlich vorhandenen Zuckerabbauprodukte der Furfurole noch wenig bekannt.

Beim Rösten kommt es zu geringen Verlusten von Coffein. Trotzdem liegt der Coffeingehalt des Röstkaffees meist höher als der des Rohkaffees, da der Röstverlust an Coffein durch das Verdampfen von Flüssigkeit wieder ausgeglichen wird.

Außer dem normalen Konsumkaffee, der trommelgeröstet ist, gibt es auch einen *gedämpften* coffeinhaltigen Kaffee. Hierbei wird die Bohne 60 Minuten mit Wasserdampf bei 2 bar (atü) bearbeitet. Der Merkaptangehalt dieses Kaffees liegt um 50 % niedriger als der des normalen Kaffees, der von entcoffeinisiertem und gedämpftem Kaffee sogar um 60 %. Demgegenüber weist der im Heißluftstrom bei sehr hoher Temperatur kurzfristig geröstete Kaffee einen Merkaptan-Gehalt auf, der 50 % über dem normalen trommelgerösteten Kaffee liegt. Diese verschiedenen Bearbeitungen führen dann zu den Handelsbezeichnungen *bekömmlich, säurearm, mild* usw.

Coffein: im Tee wie im Kaffee

Die physiologische Wirkung des Kaffees beruht größtenteils auf dem Coffeingehalt. Wegen der zahlreichen anderen Inhaltsstoffe lassen sich aber Coffein und Kaffeeaufguss im Effekt nicht ohne weiteres gleichsetzen. Am gründlichsten untersucht sind die Wirkungen, die auf dem Coffeingehalt beruhen. Soweit es den Coffeineffekt betrifft, kann schwarzer Tee mit Kaffee gleichgesetzt werden.

Coffein (= Trimethylxanthin) erregt das Vasomotoren- und Atemzentrum, aktiviert den Kreislauf, verbessert die Stoffwechselverhältnisse und fördert die Tätigkeit der Großhirnrinde. Gedankliche Assoziationen werden erleichtert. Andererseits wird die Präzision und Koordination bei geistigen Leistungen durch Coffein beeinträchtigt.

Die motorischen und sensorischen Reflexabläufe werden beschleunigt. Diese erhöhte vegetative Erregbarkeit ist experimentell eindeutig nachgewiesen mit elektronischen, oxymetrischen, strömungskalorimetrischen und photoplethysmographischen Methoden (7). Die Senkung der sensorischen und vegetativen Reizschwelle durch coffeinhaltige Getränke führt gleichzeitig zu einer gesteigerten Schmerzempfindlichkeit.

Nachteilig für Vegetativ-Dystone

Die Wirkung geht also nicht unmittelbar auf die einzelnen Organe, z. B. die sekretorischen Drüsen der Verdauungsorgane, auf die Muskulatur der Gallenwege, des Magen-Darms und der Gefäße oder auf den Herzmuskel, sondern über die hormonalen und neuralen Steuerungsmechanismen. Dies erklärt viele scheinbar sich widersprechende klinische Beobachtungen. Die Ausgangslage spielt für den Ablauf der autonomen Steuerungsfunktion eine ausschlaggebende Rolle.

Allen experimentellen Ergebnissen ist eines gemeinsam: Bei *gestörtem* vegetativen Gleichgewicht werden nur nachteilige Wirkungen beobachtet. Da es praktisch keine Erkrankung gibt, bei der die autonomen Regulationsmechanismen ungestört bleiben, und da es für jede Krankheit zutrifft, dass sie den ganzen Menschen trifft, wird es verständlich, dass scheinbar positive Indikationen, die sich aus der physiologischen Wirkung von Coffein herleiten, sich am *Kranken* gegenteilig auswirken: Vermehrte Reflexbereitschaft kann bei pathologischen Kreislaufsituationen gefährlich werden; im Gebiet der Gallenwege kann es zur Auslösung von Schmerzsyndromen kommen, koronare Schmerzattacken können sich bis zum Infarktgeschehen steigern und cerebrale Insulte (sogenannter Schlaganfall) ausgelöst werden. Die Senkung der Reizschwelle kann auch die Vermehrung von Myalgien (Muskelschmerzen) und cervikalen und lumbalen Wurzelreizsyndromen erklären.

Nur scheinbare Steigerung der Leistungsfähigkeit

Weil Kaffee die Kreislauftätigkeit aktiviert, den Stoffwechsel beschleunigt, die Tätigkeit der Großhirnrinde anregt, gedankliche Assoziationen erleichtert und ein Gefühl größerer Leistungsfähigkeit erzeugt, erscheint sein Genuss direkt als Idealmittel, um das Aktivitätsniveau nicht nur des Gesunden, sondern auch des Kranken anzuheben. Von dieser Indikation wird tatsächlich viel Gebrauch gemacht. Die stimmungshebenden Effekte des Kaffees beruhen neben dem Coffein auch auf den Wirkungen der Geschmacks- und Aromastoffe, der Chlorogensäure, des Röstkaffeefetts und der Furfurole. Diese stimulierende und euphorisierende Wirkung des Kaffees ist neben seinem Gehalt an Aromastoffen zweifellos der Grund, weshalb sich der Kaffee die Welt erobert hat. Im Widerspruch dazu haben alle Untersuchungen, die diese Leistungssteigerung zu objektivieren suchten, ergeben, dass im Endeffekt der Kaffee nicht zu einer Leistungssteigerung, sondern zu einer Leistungsminderung führt.

Wie sind diese Widersprüche zu erklären? Ganz einfach: Bei dem stimulierenden und euphorisierenden Effekt handelt es sich lediglich um eine *kurzandauernde Erstwirkung,* die im Organismus nach kurzer Zeit eine Gegenregulation auslöst, die genau das Gegenteil bewirkt.

Luff, Vogler und Bardong (12) objektivierten diese Tatsachen in interessanten Versuchen an dem *Kugeltestgerät von Brühner.* Die Versuchsperson muss aus einem Reservoir von 25 Kugeln fünf verschiedener

Größen eine passende auswählen und sofort in eine gleichgroße Öffnung einer umlaufenden Walze legen. Die rhythmische Freigabe der einzelnen Öffnungen ist von der Umlaufgeschwindigkeit der Walze abhängig. Die Geschwindigkeit ist automatisch steuerbar. Nach Genuss von 2 Tassen stark coffeinhaltigem Bohnenkaffee sinkt die anfängliche Mehrleistung signifikant ab.

Auch andere Autoren versuchten durch geeignete Versuchsanordnungen Einblick in die objektive Wirkung des Kaffees zu gewinnen. Mit Hilfe des *Flimmertests* lässt sich deutlich die unterschiedliche Wirkung coffeinhaltigen Bohnenkaffees auf Kreislaufgesunde und auf Kreislaufkranke mit vegetativer Übererregbarkeit erkennen.

Wirken Hell und Dunkel in periodischer Folge ein, so wird zunächst ein Flackern, bei schnellerem Wechsel ein Flimmern und schließlich nur noch ein einheitliches Licht wahrgenommen. Der Übergang vom Flimmern zum einheitlichen Licht, der bei ansteigender Frequenz unvermittelt eintritt, wird als *Verschmelzungsgrenze* bezeichnet. Geht man vom Verschmelzungseindruck unter der höheren Frequenz aus und verringert sie, so setzt ebenso plötzlich wieder Flimmern ein. Die Frequenz, unter der es zu flimmern beginnt, ist die *Flimmergrenze*. Verschmelzungs- und Flimmergrenze liegen normalerweise dicht beieinander. Die Geschwindigkeit des Lichtwechsels, bei der diese Grenzen erreicht werden, wird als *Flimmerverschmelzungs-Frequenz* bezeichnet.

Bei Kreislauflabilen beobachtete Landgrebe nach coffeinhaltigem Kaffee lediglich einen kurzen Anstieg der Flimmerverschmelzungs-Frequenz, dem ein starker Abfall folgte, während nach coffeinfreiem Kaffee die Frequenz mäßig und länger anhaltend anstieg (11).

Vorsicht: Gegenregulation!

Die doppelphasige Wirkung des Coffeins erklärt die unterschiedlichen Urteile über den Kaffee. So konnte z. B. der Sportmediziner Ludwig Prokop (16) eine deutliche Verstärkung der Adrenalinwirkung durch Coffein nachweisen. Er kam zu folgendem Urteil: **Hinsichtlich sportlicher Leistungen müssen vor kreislaufbelastenden Dauerleistungen des Trainings und Wettkampfs Bedenken gegen die Aufnahme von coffeinhaltigem Kaffee erhoben werden.**

Aufgrund eingehender Untersuchungen kommt Albanese (1) zu folgendem Urteil über den Kaffee: Er wirkt *physiologisch negativ*. Das Außerachtlassen der gegenregulatorischen Zweitphase ist schuld an den unzähligen Fehlurteilen über die wahre Natur der Kaffeewirkung. Wie sich das praktisch auswirkt, möchte ich an dem Beispiel der Hypotonie (niedriger Blutdruck) aufzeigen:

Die routinemäßige Verordnung von Bohnenkaffee bei Hypotonikern, die leider immer noch die Regel ist, kann für den Kranken den Anfang eines Leidensweges bedeuten, der ihn zwangsläufig in immer vermehrte Störungen hineinführt. Die Verordnung von Kaffee bei niedrigem Blutdruck geht von der theoretischen Vorstellung aus, dass der Blutdruck durch eine Verengung der Gefäße gesteigert werde.

Ganz abgesehen davon, dass diese Annahme irrig ist, würde der gewünschte therapeutische Effekt auch dann nicht eintreten, wenn der Kaffee tatsächlich eine Blutdrucksteigerung hervorriefe. Denn angenommen, der Kaffee wäre imstande, ein Teilgebiet der Gefäße zu verengen, so müsste zwangsläufig gefordert werden, dass ein entsprechendes anderes Gefäßgebiet sich um ebensoviel erweitert, damit die Gesamtkapazität des Gefäßgebietes wieder der augenblicklichen Blutmenge entspricht. Träte in einem Gefäßgebiet eine Erweiterung der Gefäße auf, ohne dass gleichzeitig in einem anderen Gefäßgebiet die entsprechende Verengung einträte, müsste es zu einem Leerlauf in den Gefäßen und damit zu einem Kollaps kommen. Da dies in Wirklichkeit nicht der Fall ist, müssen Ausgleichsregelungen angenommen werden.

Da nach Aufhören der Erstwirkung jenes Gefäßgebiet, das vorher enger gestellt war, sich weiterstellt infolge der Gegenregulierungen, und dasjenige, das vorher weitergestellt war, nun enger gestellt wird, ist in der Zweitwirkung genau das Gegenteil von dem erreicht, was therapeutisch angestrebt wurde.

Kaffee und Tee erzeugen Unruhe im Gefäßsystem

Hierin liegt aber nicht der einzige Nachteil der Kaffeeverordnung. Das Negative liegt in der Unruhe, die durch den vasoaktiven Stoff des Coffeins in die Kreislaufregulierung hineingetragen wird. Hypotoniker sind meist an sich schon Menschen, die durch eine labile Kreislaufregulierung gekennzeichnet sind, und gerade für diese Menschen sind der Bohnenkaffee und der schwarze Tee das ungeeignetste Mittel.

Die Praxis zeigt dies auch deutlich. Ein großer Teil der Menschen mit niedrigem Blutdruck trinkt den Kaffee nur, weil er ärztlich verordnet ist, obwohl die meisten merken, dass er ihnen gar nicht bekommt.

Für diese Kranken ist die Aufklärung darüber, dass der Kaffee für sie nachteilig ist, häufig eine große Erleichterung und die absolute Voraussetzung für die Beseitigung ihrer Beschwerden.

Hoher bzw. niedriger Blutdruck ist nie Ursache einer Krankheit, sondern bereits ein Krankheitssymptom

Hier erscheint es besonders wichtig, auf den großen Irrtum hinzuweisen, der darin besteht, dass häufig angenommen wird, der niedrige Blutdruck sei die *Ursache* einer Leistungsschwäche oder anderer Beschwerden, wie z. B. Kopfschmerzen. Der niedrige Blutdruck ist genauso wenig die Ursache der herabgesetzten Leistungsfähigkeit wie etwa eine blasse Gesichtsfarbe, sondern beides sind lediglich Symptome einer tieferliegenden Störung. So könnte man durch eine Warmauflage auf das Gesicht zwar die Blässe vorübergehend beseitigen, aber man könnte dadurch keinen Einfluss auf die zugrunde liegende Störung gewinnen, auf die die Gesichtsblässe lediglich ein Hinweis ist. So ist ein Thermometer, das die Zimmertemperatur angibt, lediglich ein Messgerät, mit dem man die Temperatur feststellen kann, aber niemals der *Verursacher* der Zimmertemperatur.

Der Versuch, auf den Blutdruck mit Kaffee oder Tee einzuwirken, entspricht lediglich einem Herumbasteln am Symptom und erschwert die Beseitigung der Dysregulation. Gefäßaktive Stoffe wie Kaffee und Tee sind häufiger als allgemein angenommen wird, ein Grund, weshalb andere therapeutische Maßnahmen erfolglos bleiben.

Hypertonie (erhöhter Blutdruck) wird häufig als Gegenanzeige für Kaffee angesehen. Viele richten sich nach dieser Regel, obwohl sie in dieser Strenge nicht zu Recht besteht. Der Irrtum wird jedoch komplett, wenn man aus der Tatsache, dass Kaffee bei hohem Blutdruck ungünstig sei, den Schluss zieht, er sei bei niedrigem Blutdruck notwendig. Die Erfahrung zeigt, dass der Genuss von Kaffee dem kompensierten Hypertoniker weniger schadet als dem Hypotoniker. Trotzdem bringt für jeden Gefäßkranken, gleich welcher Art, die Vermeidung gefäßaktiver Substanzen nur Vorteile. Bereits 1957 referierte Klein (9) in der Medizinischen Klinik unter der Überschrift *Zur Pathogenese des plötzlichen Herztodes* über zahlreiche Fälle, bei denen der plötzliche Herztod ohne nachweisbar vorangegangene Erkrankung scheinbar mitten aus voller Gesundheit oder nur mit geringen, unscheinbaren, subjektiven Beschwerden als Vorboten eintritt. Er schloss alle jene Fälle aus, bei denen der Tod als Folge bzw. auf der Grundlage einer infektiös-toxischen Myocardschädigung eingetreten war oder bei denen eine akute Toxikose vorlag sowie jene Fälle von plötzlichem Herztod nach akuter Überanstrengung des Herzens bei Sportlern. Er fand bei einer nicht geringen Anzahl von Personen, die ohne erkennbare Ursache an plötzlichem Herztod starben, dass in der Vorgeschichte der exzessive und missbräuchliche Genuss von coffeinhaltigen Getränken eine größere Rolle spielt als die Tabakgifte. Auch er weist darauf hin, dass die Genussgifte, insbesondere Tabak und Coffein, außer der langdauernden Schädigung des vegetativen Nervensystems noch in der Weise eine verheerende Wirkung ausüben, dass sie das physiologische Ermüdungsgefühl beseitigen bzw. darüber hinwegtäuschen und auf diese Weise die kompensatorische Entspannung von Nervensystem und Kreislaufapparat verhindern.

Auch Samuel Hahnemann, der Begründer der Homöopathie, nimmt zum Kaffee Stellung: In § 260 des Organon verweist er darauf, dass bei homöopathischer Behandlung alles aus der Diät und Lebensordnung entfernt werden müsse, was irgendwie arzneilich wirken könnte. Unter den aufgeführten Schädlichkeiten erwähnt er den Kaffee und chinesischen Tee an erster Stelle.

Kaffee täuscht Mehrleistung vor

Noch unheilvoller wirkt sich die doppelphasige Wirkung des Kaffees aus, wenn er zu dem Zweck benützt wird, die körperliche und psychische Leistungsfähigkeit steigern zu wollen. Dasselbe gilt vom schwarzen Tee. Allein aus kritischer Überlegung folgt, dass auf die Dauer eine Mehrleistung durch ein Pharmakon nicht erzielbar ist. Einfacher ausgedrückt: Man kann aus dem Organismus auf die Dauer nicht mehr Kräfte herausholen, als ihm innewohnen. Wohl aber kann man zeitlich verlagern; das heißt, die augenblickliche Mehrleistung geht auf Kosten der Leistungsreserve.

Das überzogene Leistungskonto

Die Zahl der Patienten ist außerordentlich groß, die angeben, dass sie ohne Kaffee oder Tee schon seit Jahren nicht imstande wären, ihre Lebensaufgaben zu erfüllen. In diesen Fällen liegt das Bedenkliche des Kaffees nicht in dem chemisch an sich harmlosen Stoff, der pharmakologisch nur kurzfristig wirkt, sondern in der Tatsache, dass er die von ihm Abhängigen in die Lage versetzt, scheinbar ungestraft über längere Zeiträume ihre Leistungskonten zu überziehen. In der Vorgeschichte sogenannter *Nervenzusammenbrüche,* die oft ein Versagen der Ausgleichsmechanismen darstellen, findet man häufig neben seelischen Belastungen einen hohen Konsum von Genussmitteln.

So spielt der Kaffee für Entstehen und Bestehenbleiben der sogenannten Spannungskrankheiten, zu denen auch häufig die Kopfschmerzen zählen, eine ausschlaggebende Rolle.

Bei etwa zwei Dritteln aller Migränekranken liegt ein chronisches Überlastungssyndrom vor, das ohne Kaffee häufig gar nicht zu einem solchen Maße hätte anwachsen können.

Ob für einen bestimmten Migränepatienten Kaffee oder Tee eine ursächliche Rolle spielt, ist daran zu erkennen, dass diese Kranken angeben, ihre Anfälle besserten sich durch Kaffee. Bei diesen Kranken ist zur endgültigen Heilung der Verzicht auf Kaffee eine absolute Voraussetzung.

Den Teufelskreis aufbrechen

Für viele erscheint es zunächst bequemer, die Fehler in der Lebensführung bestehen zu lassen und die resultierende Dauerspannung durch das augenblickliche Linderungsmittel Kaffee auszugleichen.

Früher oder später zeigt es sich aber, dass man nicht ungestraft seinen Problemen ausweichen kann. Es ist wichtig, die Rolle des Genussmittels als untaugliche und bisweilen gefährliche Scheinlösung zu durchschauen. Patienten, bei denen diese Problematik bestand, habe ich in meiner jahrzehntelangen Praxis tausendfach erlebt.

Zahllose Menschen erwachen morgens abgespannt und müde und geben an, erst nach einer Tasse Kaffee oder Tee zur Arbeit fähig zu sein. Manche davon wird man noch zu den Gesunden rechnen. Der größte Teil von ihnen gehört aber bereits wegen anderer Beschwerden, meist funktioneller Art, ärztlich behandelt. Unter ihnen wiederum leiden viele an *Schlafstörungen.* Für alle diese ist echte Hilfe nicht möglich, solange durch kurzfristig wirkende Stimulantien der Tagesrhythmus durcheinandergebracht wird.

Wer ohne symptomatisch wirkende Arzneimittel seine täglichen Aufgaben nicht mehr erfüllen kann, steckt bereits in einer Phase, bei der Ursache und Wirkung so verwischt sind, dass er nicht mehr weiß, ob er leistungsfähig ist, weil er Kaffee trinkt, oder ob er Kaffee trinkt, weil er leistungsunfähig ist.

Die primäre Ursache der herabgesetzten Leistungsfähigkeit, des gestörten Schlafes, der Kopfschmerzen und anderer vegetativer Beschwerden liegt meistens nicht im Kaffeegenuss, sondern in anderen Belastungen, die uns das moderne Leben in Hülle und Fülle beschert. Der Versuch, die wahren Ursachen zu überspielen oder nicht wahrhaben zu wollen und die Probleme durch Hinwendung zu Genussmitteln zu lösen, ist der untauglichste und ungeeignetste Weg.

Gäbe es nicht die Möglichkeit, durch die Flucht ins Genussmittel die Situation zu verschleiern, so wäre der Kranke gezwungen, einen sinnvollen Heilweg einzuschlagen, statt sich mit Ersatzmitteln zu behelfen. Die Rolle des Kaffees ist hier deshalb so verhängnisvoll, weil dem Betroffenen diese Zusammenhänge nicht bekannt sind. Im Gegenteil, der Kranke hält den Kaffee für sein wichtigstes Hilfsmittel, obwohl gerade er das Durchbrechen des Teufelskreises unmöglich macht.

Gelingt es der ärztlichen Führung, diesen Kreis zu durchbrechen, so ist es für den Patienten sehr eindrucksvoll, wenn er erlebt, dass er ohne Kaffee wieder leistungsfähiger wird. Er erkennt seine tatsächlichen Grenzen, die er dann auch anzuerkennen gezwungen ist. In der Praxis liegen die Dinge aber meistens noch komplizierter, da durch gleichzeitig eingenommene Schlaf-, Kopfschmerz-, Kreislauf-, Beruhigungs- und Weckmittel die Situation fast undurchschaubar geworden ist.

Unter dem Millionenheer von Kranken, die glauben, ohne Beruhigungs- und Entspannungstabletten und Mittel gegen Angst (Tranquilizer) nicht leben zu können, sind viele Kaffeetrinker. Ist es aber nicht widersinnig, auf der einen Seite Kaffee zu trinken und auf der anderen Seite einen Tranquilizer zu nehmen?

P. Lendenbrock (USA) bringt aufgrund seiner Untersuchung die Zunahme spastischer Leiden mit der *systematischen Beschickung des Körpers mit oft nur gering dosierten Genussgiften* in Zusammenhang. Er vergleicht den Menschen von 1962 mit dem von 1932 und stellt heraus, dass im Alter zwischen 25 und 50 Jahren von dem Genussmenschen 1962 acht- bis zwölfmal so viel Genussgifte verkonsumiert werden. 1990 sind diese Zahlen um das Mehrfache gestiegen. Verbrauch von Kaffee und Tee ist zu einer *gesundheitswidrigen Tagesselbstverständlichkeit* geworden. Als Beweis führt er die schnelle Lösung von Krampfzuständen bei striktem Verzicht auf Kaffee und Tee an.

Das Kaffeeproblem erweist sich also in erster Linie als ein psychologisches. Hier deckt sich das Problem mit dem jedes anderen Genussmittels. Wollten wir die Bedeutung des Kaffees nur vom pharmakologischen und toxikologischen Standpunkt aus betrachten, so könnten wir sein eigentliches Wesen nicht erfassen. Denn dadurch, dass wie bei jedem Genussmittel auch beim Kaffee die Möglichkeit einer Sucht besteht, komplizieren sich die Verhältnisse. Steckt der Kranke bereits in dem Teufelskreis, so dass er sich aus eigener Kraft nicht mehr aus ihm befreien kann, so kann hier durch ein Verbot überhaupt nichts erreicht werden. Auch der Hinweis auf eventuelle gesundheitliche Nachteile durch Kaffeegenuss wird hier nicht ausreichen. Ebenso wird eine Entziehungskur in der Klinik nur dann von Erfolg sein, wenn es gelingt, die psychologischen Hintergründe des Kaffeegenusses dem einzelnen Kranken klarzumachen. Am häufigsten ist der Kaffeegenuss einfach das Symptom einer Ersatzbefriedigung. Diese Menschen erkennt man daran, dass sie sagen: *Was habe ich dann noch vom Leben, wenn ich meinen Kaffee nicht mehr habe?*

Wir sehen, dass der Kranke oder der scheinbar noch Gesunde den Kaffee nicht selten dazu benutzt, um sein Leistungskonto zu überziehen oder als Hilfsmittel, um die Fehler seiner Lebensführung möglichst lange beibehalten zu können. Bei anderen mögen solche Gründe ursprünglich zum Kaffeegenuss geführt haben, sind aber inzwischen ohne Bedeutung geworden, und nun ist der Kaffeegenuss für diesen Menschen nur noch eine harmlose Gewohnheit. Dann sollen wir ihn auch dabei lassen.

Es ist ein spezifisches Kennzeichen jedes Genussmittels, dass die Freiheit des Menschen diesem Stoff gegenüber verloren geht. Wenn jemand anfängt, Leberwurst zu essen, und er isst immer häufiger Leberwurst, so tritt genau das Gegenteil ein wie beim Genussmittel: Er bekommt allmählich eine Abneigung. Das Kennzeichen des Genussmittels ist es, dass eine immer festere Bindung zu dem Genießenden entsteht. So gibt es den Raucher und den Nichtraucher. Wir verstehen darunter Menschen, die entweder immer rauchen oder nie rauchen. In diesem Sinne gibt es keine Leberwurstesser, also Menschen, die zu jeder Tageszeit unglücklich sind, wenn sie keine Leberwurst haben. Wie einfach wäre das Kaffeeproblem, wenn es dem Menschen freistehen würde, ab und zu mal als besonderen Genuss Kaffee zu trinken, bei besonderen gemütlichen Anlässen oder Festlichkeiten.

In meiner Praxis handele ich nach folgender groben Faustregel: Bei dem Kranken, der angibt, ohne Kaffee könne er nicht mehr leben, bemühe ich mich aufs Intensivste, ihn von dieser Sklaverei zu befreien. Dasselbe halte ich für nötig bei allen denjenigen, die mit Hilfe des Kaffees ihr Leistungskonto überziehen.

Schließlich taucht noch die Frage auf, ob nicht der Staat die Pflicht hätte, hier dirigierend einzugreifen.

Wie im ärztlichen Dienst mit einem Verbot nichts zu erreichen ist, so wäre es sicher verfehlt und erfolglos, wenn das Gesundheitsministerium durch gesetzliche Maßnahmen die Genussmittelsucht zu drosseln suchte. Nur durch unermüdliche Aufklärung durch Ärzte, die diese Zusammenhänge erkannt haben, wird etwas zu erreichen sein. Eine Unterstützung dieser Aufklärungsarbeit durch den Staat wäre allerdings eine große Hilfe, da er jedoch eine Interessendiktatur darstellt, kann man mit einer Unterstützung von amtlicher Seite nicht rechnen.

Wenn wir das Urteil über den Kaffee für *Kranke* zusammenfassen, so bleiben eigentlich nur Nachteile. Und für den Gesunden bleibt die *Chance,* auch bald zu den Kranken zu zählen, falls er in den Sog der Sucht gerät.

Bei Diskussionen über das Für und Wider des Kaffees wird häufig die Ansicht vertreten, es sei völlig aussichtslos, dem Kranken den Rat zu geben, das Genussmittel aufzugeben, denn er tue es ja doch nicht. Demgegenüber bin ich der Ansicht, dass es die Pflicht des Arztes ist, den Kranken über die Zusammenhänge aufzuklären, unabhängig davon, ob der Kranke den Rat nachher befolgen wird oder nicht.

Wenn es der Krankheitsfall wirklich erfordert, d. h. wenn das Genussmittel der Heilung im Wege steht, versucht der Kranke oft die Argumente damit zu entkräften, dass er behauptet, er hätte noch nie gehört, dass Kaffee nachteilig sei.

Schließlich hört man häufig den Einwand, das Weglassen eines Genussmittels habe für den Patienten, der daran gewöhnt sei, infolge der psychischen Belastung größere Nachteile, als das Weglassen Vorteile bringe. Ich persönlich bin einem solchen Fall noch nie begegnet. Im Gegenteil, der Patient ist nachträglich außerordentlich dankbar, wenn er ein besseres Wohlbefinden über längere Zeit gegen die kurzdauernde Lustempfindung während des Kaffeetrinkens oder Zigarettenrauchens eintauscht.

Da bei Menschen, die an chronischen Kopfschmerzen leiden, häufig ständiger Kaffeegenuss besteht, ist auf die Rolle des Kaffees bei Kopfschmerzen ausführlicher eingegangen. Zur Heilung von Kopfschmerzen ist eine Enthaltung von den gefäßaktiven Drogen Kaffee und Tee (schwarzer und grüner) eine absolute Voraussetzung.

Das Wissen um diese Zusammenhänge ist in der Bevölkerung – ja selbst bei den Ärzten – so gut wie gar nicht bekannt. Die Aufklärung wird erschwert durch Pressemeldungen, die oftmals nicht als Werbung erkennbar sind und so den Eindruck der Aktualität und Objektivität erwecken.

Zu welch grotesken und unverantwortlichen Werbeaussagen die „Kaffeebranche" fähig ist, macht der folgende volksverdummende Artikel deutlich, der im Dezember 1990 in der Rostocker Zeitung veröffentlicht wurde:

Mit Kaffee auf die Gesundheit trinken

Spurenelemente und zahlreiche Vitamine
bereichern unsere tägliche Ernährung

Mit seinen Mineralstoffen, Spurenelementen und Vitaminen leistet das Kaffeegetränk einen Beitrag zur ausgewogenen Ernährung.

Dieser altbekannten Tatsache haben sich erneut Wissenschaftler in den Niederlanden angenommen und festgestellt, in welchem Umfang der durchschnittliche niederländische Konsument seinen Tagesbedarf an lebenswichtigen Substanzen durch den Kaffeekonsum abdeckt.

Bei einem Kaffeeverzehr von fünf Tassen pro Tag – das ist in etwa die Menge, die ein typischer Bewohner unseres Nachbarstaates trinkt –, wobei jede Tasse 125 Milliliter Flüssigkeit enthält, eine Aufgussstärke von 40 Gramm Röstkaffee auf 1 Liter Flüssigkeit gewählt und das Getränk nach der Filtermethode aufbereitet wird, sind beispielsweise 10 Prozent des Tagesbedarfs an Eisen, 26 Prozent an Kalium, 12 Prozent an Magnesium, 10 Prozent an Mangan und 15 Prozent an Niacin, einem Vitamin der B-Gruppe, erfüllt. Auch die Versorgung mit Kupfer (8 Prozent des Tagesbedarfs) und Chrom (6 Prozent) sind nicht zu vernachlässigen. Zahlreiche weitere Substanzen können noch aufgezählt werden. Nicht vergessen werden darf natürlich das Koffein, die wichtigste wertgebende Substanz des Genussmittels Kaffee.

Bei einem Tagesverzehr von fünf Tassen Kaffee, die zusammen 625 Milliliter Getränk beinhalten, wird darüber hinaus ein großer Teil des Flüssigkeitsbedarfs des menschlichen Organismus gedeckt, der bei einem Erwachsenen bei rund 1,5 Liter pro Tag liegt.

Da die absoluten Werte beispielsweise von Variablen wie Röstgrad, Mischungszusammensetzung, Tassengröße, Durchschnittsverbrauch und Aufgussmethode abhängen, gelten die Untersuchungsergebnisse allerdings nur für die Niederlande. Aber auch der deutsche Kaffeegenießer, der im Durchschnitt knapp eine Tasse weniger trinkt als der Niederländer, muss sich gegenüber seinem Nachbarn nicht als benachteiligt ansehen.

Mit jedem Schluck Kaffee nimmt auch er Tag für Tag wertvolle Spurenelemente, Mineralstoffe und Vitamine auf.

Besonders die Werbeabteilungen der Nahrungs- und Genussmittelbranche greifen zu allen Tricks, um ihre Ware an die Frau/den Mann/das Kind zu bringen. Sie können mit Umsatzsteigerung rechnen, denn leider glauben die meisten Hörer und Leser immer noch, dass das, was veröffentlicht und in den Medien gezeigt und bekannt gemacht wird, der Wahrheit entspricht.

Sie unterliegen dem Irrglauben, eine „höhere Institution" (die Regierung?) würde niemals zulassen, dass krankmachende Produkte in Umlauf gebracht oder sogar empfohlen werden.

Ich habe in letzter Zeit einen Spruch geprägt, der gar nicht oft genug wiederholt werden kann: **Essen und trinken Sie nichts, wofür Werbung gemacht wird!**

Spannungsbedingte Kopfschmerzen

Als weitere wesentliche Komponente finden sich bei Kopfschmerzen neben falscher Ernährung und dem Konsum von Genussmitteln vermehrte Spannungen im Leben. Diese **spannungsbedingten Kopfschmerzen** treten in zwei Formen auf: als häufige gewöhnliche Kopfschmerzen und als Anfälle, die in regelmäßigen oder unregelmäßigen Abständen den Kranken überfallen – der sogenannten **Migräne.** Die nicht migräneartig auftretenden spannungsbedingten Kopfschmerzen können andauern oder auch nur zeitweise länger oder kürzer anhalten. Nicht selten kann der Kranke selbst feststellen, dass sich nach einem bestimmten Ereignis jedesmal Kopfschmerzen einstellen. Bei Spannungszuständen, die sich über längere Zeit hinziehen, seien es berufliche Belastungen, Eheprobleme, Schwierigkeiten in zwischenmenschlichen Beziehungen oder sonstige Belastungen, ist oft ein direkter Zusammenhang nicht erkennbar. Der Kranke berücksichtigt deshalb seine Lebensverhältnisse häufig nicht ausreichend als Ursache seiner Kopfschmerzen.

Migräne

Die klassische Form des spannungsbedingten Kopfschmerzes ist die Migräne. Unter Migräne werden alle Kopfschmerzen zusammengefasst, die in *Anfällen* auftreten. Es handelt sich also genauso wenig um eine eigenständige Krankheit wie bei anderen Kopfschmerzen. Das Besondere der Migräne ist nur ihr eigentümlicher Ablauf in Form plötzlicher Entladung. Da sie mit Kopfschmerzen anderer Art viele gemeinsame Ursachen hat, kommen bei Migränekranken neben den Anfällen auch „gewöhnliche" Kopfschmerzen vor. Der Migräneanfall überfällt den Kranken ohne sichtbaren äußeren Anlass plötzlich wie ein Blitz aus heiterem Himmel. Meist ist nur eine Kopfseite betroffen. Man bezeichnet diese Art als Hemicranie (Halbseiten-Kopfschmerz). Die Seiten können bei den einzelnen Anfällen wechseln, bei manchen Betroffenen während eines Anfalls. Zum Migräneanfall gehören auch Sehstörungen, Übelkeit und Erbrechen, das manchmal den Anfall beendet. Das Allgemeinbefinden ist derartig gestört, dass der Kranke seinen täglichen Pflichten nicht mehr nachkommen kann. Zwischen den einzelnen Anfällen kann völliges Wohlbefinden herrschen.

Der Migräneanfall ist mit einem Gewitter vergleichbar. Man spricht daher auch von einem vegetativen Gewitter. Dem Gewitter geht eine elektrische Aufladung der Atmosphäre voraus. Die Entladung ist das Gewitter, danach ist die Atmosphäre wieder spannungsfrei bis zum nächsten Gewitter. Der Vergleich erleichtert auch das Verständnis für manche Eigentümlichkeiten der Migräne. Ist der Anfall bereits im Gange, so gelingt es genauso wenig, seinen Ablauf einzuhalten, wie das beim Gewitter möglich wäre, ehe die verschiedenen Ladungen der aufeinandertreffenden Wetterfronten ausgeglichen sind. Wollte man ein Gewitter verhüten, so müsste man die vorausgehende elektrische Aufladung verhindern. Wollte man einem Migräneanfall vorbeugen, so müsste man die Spannungen in der Zeit vor dem Anfall verhüten oder wenigstens verringern. Daraus wird klar, dass die Behandlung der Migräne während des Anfalls ohne Erfolg bleiben muss. Die Behandlung hat in der Zwischenzeit zu erfolgen. Der Erfolg einer ursächlichen Migränebehandlung lässt sich daran ablesen, dass die Abstände zwischen den Anfällen immer größer werden und die Anfälle an Heftigkeit abnehmen, bis sie allmählich überhaupt nicht mehr auftreten. Der Vergleich eines Migräneanfalls mit einem Gewitter drängt sich auch aufgrund einer anderen Beobachtung auf. Bei der Aufzeichnung der elektrischen Hirnströme im Elektroenzephalogramm (EEG, Hirnstromkurve) zeigen sich bei manchen Migränekranken ähnliche Abweichungen der Stromkurven wie bei der Epilepsie. Es spielen sich tatsächlich auch bei diesen Erkrankungen messbare Vorgänge im elektronischen Bereich ab. Der Unterschied zwischen Migräne und Epilepsie besteht allein darin, dass sich das vegetative Gewitter in verschiedenen Organbezirken abspielt. Im Allgemeinen gilt die Migräne als unbeeinflussbar und deshalb als unheilbar. Dies trifft aber nur auf den Versuch zu, den eigentlichen Anfall mit schmerzlindernden und spannungslösenden Mitteln zu behandeln. Während des Anfalls kommt man damit stets zu spät. Die Erfahrung lehrt, dass es sich nicht um einen richtigen Migräneanfall handelt, wenn er durch lindernde Medikamente zu beeinflussen ist.

Migräne ist heilbar

Der Ablauf des echten Migräneanfalls ist, wie bereits betont, nicht zu beeinflussen. Die Migräne aber lässt sich mit Sicherheit *verhüten,* wenn alle Behandlungsanweisungen genau befolgt werden. Das bedeutet, die Migräne ist heilbar, auch wenn sie noch so lange besteht und die Anfälle noch so heftig auftreten und auch wenn sie seit Generationen in der Familie zu

Hause ist. Aus der Tatsache, dass die eigene Mutter an Migräne litt, leiten migränekranke Frauen oft den falschen Schluss ab, Migräne sei erblich und müsse als unabwendbares Schicksal angenommen werden. Die Krankheit selbst ist nicht erblich. Erblich allein ist die spezifische Art, auf Widrigkeiten des Lebens und auf Fehler in der Lebensführung zu reagieren.

Gegen Migräne muss man etwas tun. Beim Senkfuß zum Beispiel leuchtet es jedem ein. Der Senkfuß ist nicht erblich, aber die Anlage dazu, also muss der Mensch, bei dem der Bewegungsapparat der schwache Punkt ist, durch Spezialtraining dafür sorgen, dass er keinen Senkfuß bekommt. Ähnlich ist es beim Migränekranken. Mehr als die meisten anderen Menschen hat er sich an die Regeln gesunder Lebensführung zu halten und kann nicht ungestraft Lebensprobleme ungelöst lassen. Durch Migräneanfälle wird ein deutliches Alarmsignal gegeben, wird auf Lebensfehler aufmerksam gemacht. Migräne bedeutet also, dass es die Natur gut mit demjenigen meint, indem sie ihm durch intensive Warnsignale Hinweise auf die Fehler in seiner Lebensführung gibt, um ihn auf den richtigen Weg zu bringen. Ist das Ziel erreicht, hat die Krankheit ihren Sinn erfüllt, und die Migräne kann ausbleiben. Übrigens leiden auch nur die Menschen an Migräne, die besonders sensibel reagierende Warnanlagen besitzen.

Ihre Reizschwelle liegt ganz einfach niedriger als normalerweise. Das hat für den Einzelnen nur Vorteile, denn er ist stärker als andere gezwungen, vernünftig zu leben. Auch für die nachfolgenden Generationen wird sich dieser Zwang vorteilhaft auswirken.

Migränekranke fühlen sich häufig überfordert, nicht nur im Beruf, oft auch vom Leben ganz allgemein. Aber nicht jeder lässt sich vom Leben überfordern. Viele Menschen, die den Anforderungen des Lebens nicht gewachsen sind, glauben, mehr Verantwortung als andere tragen zu müssen und können die Grenzen ihrer Pflichten nicht weit genug stecken. Die Doppelbelastung Haushalt/Beruf, mit der Frauen fertig werden müssen, erklärt ihren relativ hohen Anteil an den Migränekranken. Aber auch hier sind es die besonders ehrgeizigen Verantwortungsbewussten, die sich wie aus einem inneren Zwang heraus selbst überfordern. Ähnlich wie zum Sich-Ärgern stets zwei gehören, einer, der ärgert und einer, der sich ärgern lässt, gehören auch zum Sich-überfordern-Lassen stets einer, der überfordert und einer, der sich überfordern lässt. Das Problem lässt sich nicht immer auf diesen einfachen Nenner bringen, zumindest wird damit aber deutlich, dass manche als unabänderlich hingenommene Gegebenheiten bei anderer Grundeinstellung doch nicht hingenommen werden müssen. Eine überforderte Sekretärin schiebt zum Beispiel dem Chef die Verantwortung mit der Behauptung zu, dass er eine bestimmte Leistung verlange. Damit ist aber nicht die Frage beantwortet, was geschähe, wenn die Sekretärin nur die Leistung erbrächte, zu der sie tatsächlich fähig ist. Sie ist felsenfest davon überzeugt, dass ihr der Chef sofort kündigen würde, wenn sie sich nicht überfordern ließe. Oder sie glaubt, sie sei es ihrem guten Ruf schuldig, so viel zu leisten, wie „die anderen" von ihr erwarten und nicht so viel, wie sie zu leisten fähig ist. Wagt sie es, darin bestärkt von ihrem Arzt, ihren Fähigkeiten entsprechend zu arbeiten, bewahrheiten sich ihre Befürchtungen in der Regel nicht. Der Chef entlässt sie nicht, und sie wird auch nicht als minderwertig eingeschätzt. Die Verhältnisse waren also gar nicht unabänderlich. Es schien nur so. Dieses Erfolgserlebnis wird oft zum Ausgangspunkt dafür, noch andere falsche Auffassungen über Bord zu werfen. Ohne eigene Bereitschaft keine Überforderung.

Natürlich bringt das tägliche Leben genug Anlässe, in denen es notwendig ist, sich mit Mitmenschen auseinanderzusetzen. Dabei ist es selbstverständlich, dass die Meinungen nicht immer übereinstimmen. Kommt es zu einer Übereinstimmung, so ist dies oft nur in mehr oder weniger langen Geprächen und Bemühungen möglich, die sich unter Umständen über Jahre hinziehen können.

Kommt es nicht dazu, so ist dies manchmal ein Anlass für Jahrzehnte anhaltende Spannungen innerhalb der Familie. Solche Differenzen gibt es natürlich nicht nur zwischen Ehepartnern, sondern auch zwischen Eltern und Kindern oder Schwiegerkindern und anderen näheren und weiteren Verwandten und Bekannten. Hier ist ja die Schwiegermutter ein häufiger Spezialfall. Wenn ihr oft das Attribut „böse" gegeben wird, so bedeutet dies natürlich nicht, dass sie an sich ein böser Mensch ist, sondern es entstehen mit ihr Spannungen dadurch, dass sie „mitgeheiratet" wird, also in eine neue Beziehung hineingenommen wird zu einer bisher ganz fremden Familie, die durch viele Einzelheiten in der Lebensführung andere Gewohnheiten und Ansichten vertritt.

Wenn es nicht zu einem harmonischen Verhältnis kommt, so liegt es daran, dass das Wesen des anderen nicht erkannt und nicht anerkannt wird. Dies zeigt sich unter anderem daran, dass unentwegt versucht wird, den anderen so zu ändern, wie man ihn selbst gern haben möchte. Es gilt also zunächst, den anderen so zu akzeptieren und anzuerkennen, wie er wirklich ist. Denn jeder Änderungsversuch auch über lange Zeit ist nicht nur zwecklos, sondern auch erfolglos. Will ein Ehepartner den anderen verändern, so würde dies bedeuten, dass es nicht der richtige Partner ist. Er hat den falschen Partner. Ist dies klar erkannt, so hilft nur noch Trennung, damit ständige Spannungen verhindert werden.

Solche Familienverhältnisse können „einem schon Kopfschmerzen machen" und tatsächlich konkret zu Kopfschmerzen führen.

Dem Migränekranken ist jedes Mittel zur Leistungssteigerung recht, auch die Stimulierung durch Kaffee, Tee oder andere Drogen. Weil sich der Kranke dadurch angeregt fühlt, glaubt er, mehr leisten zu können als ohne Kaffee oder Tee. Dies ist aber eine Täuschung. Wenn die anregende Wirkung nach kurzer Zeit nachlässt, fühlt er sich noch müder, und schon wird der drohende Leistungsabfall erneut mit einem Aufputschmittel auszugleichen versucht. Da das aber nicht mehr Kraft bringt, sondern sie durch Wegfall der Müdigkeit nur vortäuscht, sind Tee, Kaffee und ähnlich wirkende Drogen die besten Mittel, um eine zunehmende Leistungsminderung zu erzielen. Rechnet man gleichzeitig den nachteiligen Einfluss der gefäßaktiven Stoffe des Kaffees und Tees dazu, wird der Entstehungsmechanismus der Migräne bei derartigen Voraussetzungen deutlich.

Schließlich gibt es noch Migränefälle, die nicht spannungs-, sondern vorwiegend ernährungsbedingt sind. Etwa ein Drittel aller Migränepatienten verliert allein durch strikte Vermeidung von Fabrikzucker ohne sonstige flankierende Maßnahmen seine Anfälligkeit. Da aber nicht von vornherein klar ist, wer in diese Gruppe gehört, ist die Vermeidung aller Fabrikzuckerarten generell anzuraten. Für den Kranken mit spannungsbedingten Kopfschmerzen ist es besonders wichtig, die eigene Leistungsfähigkeit zu steigern, weil sich manche Probleme dadurch vereinfachen. Dies ist aber nicht zu verwechseln mit einer Überziehung des Leistungskontos. Nichts eignet sich bekanntlich zur Erreichung optimaler Leistungsfähigkeit besser als eine vitalstoffreiche Vollwerternährung. Damit sind wir wieder beim Ernährungsthema. Auch bei **spannungsbedingten** Kopfschmerzen ist auf **diese Kostform nicht zu verzichten.**

Cervicalmigräne (migraine cervicale)

Unter der migraine cervicale versteht man Kopfschmerzen bzw. Migräneanfälle, die durch krankhafte Veränderungen der Halswirbelsäule bedingt sind. Bei der Halswirbelsäule handelt es sich ja um den Bereich der Bewegungsorgane. In diesem Fall sind nicht die einzelnen Halswirbel gemeint, sondern, wie bereits genannt, das gesamte die Wirbelsäule bildende Gewebe, die Muskeln, Bänder, Sehnen, Bindegewebe, Gelenke, Gefäße und Nerven.

Es gibt auch **rheumatische Kopfschmerzen.** Sie sind meist nur ein Teilbild von Erkrankungen im Bewegungsapparat. Eine antirheumatische Behandlung ist hierbei die Therapiebasis.

Bei den vom Nacken ausgehenden Kopfschmerzen, die manchmal vom Hinterkopf bis in die Stirn ziehen, ist außer der geschilderten Richtigstellung der Ernährung eine örtliche Behandlung des Gewebes im Rücken und Nacken unerlässlich.

Kopfschmerz bei Föhn

Es ist bekannt, dass es Menschen gibt, die auf Föhn mit Kopfschmerzen reagieren. Man kann dies vergleichen mit Menschen, die bei bestimmten Wetterveränderungen rheumatische Schmerzen bekommen. Natürlich kommt das Rheuma bzw. der Kopfschmerz nicht vom Wetter, das heißt, das Wetter ist nicht die Ursache, sondern die Wettereinflüsse zeigen an, dass der Mensch ein sensibles vegetatives Nervensystem hat. Seine Reizschwelle liegt niedriger als normal, so dass bereits klimatische Veränderungen Beschwerden auslösen.

Diese Menschen, die bei Föhn zu Kopfschmerzen neigen, gehören also in die Gruppe der vegetativ Labilen. Diese vegetative Empfindlichkeit ist aber bereits ein Hinweis auf belastende Lebensverhältnisse.

Man kann dies zum Beispiel daran erkennen, dass die Föhnempfindlichkeit geringer wird, wenn der Betreffende die Ursachen, die zu einer Störung des vegetativen Nervensystems führen, abstellt. Dies ist im Kapitel über den Kaffee deutlich dargestellt.

So kann man beobachten, dass Menschen, die Kaffee und schwarzen Tee meiden und entsprechend andere Fakten abstellen, die das vegetative System belasten, auch ihre Empfindlichkeit auf den Föhn verlieren bzw. verringern können.

Der Föhn ist es also nicht, der krank macht, sondern er ist ein Indikator dafür, dass das vegetative System durch andere Faktoren belastet ist. Werden diese Faktoren abgestellt, kann auch die Föhnempfindlichkeit aufhören bzw. verringert werden.

Streng genommen ist also der Föhn nicht die Ursache, sondern ein Zeichen dafür, dass der Mensch durch andere Lebensfaktoren empfindlicher geworden ist und seine Reizschwelle so niedrig liegt, dass Wettereinflüsse ausreichen, Kopfschmerzen auszulösen.

Im Prinzip gilt für den Föhn dasselbe, was über das vegetative System beim Kaffee gesagt ist. Den Föhn kann man nicht abstellen, aber andere Faktoren, die das vegetative System belasten.

Naturheilanwendungen

Unter den **Massage**arten ist eine gleitende Saugmassage am erfolgreichsten. Sie wird bei gut eingeölter Haut mit einer Saugglocke, am besten dem Schröpfkopfhyperaemator, durchgeführt. Im Anschluss an diese gleitende Saugmassage empfiehlt es sich, im Bereich des 7. Halswirbels eine **Schröpfglocke** zu setzen. Der Dornfortsatz des 7. Halswirbels ist leicht zu tasten. Er ist der erste deutlich vorspringende Dornfortsatz (Verteba prominens = hervorstehender Wirbel).

Der leichte Bluterguss in der Haut und im Bindegewebe ist als blauer Fleck erkennbar und stellt zusätzlich eine Art modifizierte Eigenblutbehandlung dar.

In manchen schweren, hartnäckigen Fällen kommt sogar eine blutige Schröpfung in Frage. Dabei wird die Haut vor dem Ansetzen der Schröpfglocke mit einem Spezialapparat angeritzt. Dieser wird an die Haut angedrückt. Darin befindliche scharfe Messer werden durch eine Feder festgehalten und auf Knopfdruck ausgelöst, so dass zahlreiche kleine oberflächliche Schnitte entstehen. Es wird anschließend eine Schröpfglocke aufgesetzt. So kommt es eben zusätzlich zu einer Blutung aus diesen kleinen Wunden.

Eine andere Methode der blutigen Schröpfung ist das Ansetzen von **Blutegeln** (ca. 6 Stück). Nachdem diese sich vollgesaugt haben, fallen sie ab, und anschließend kommt es noch zu einer Nachblutung aus den Bissstellen der Blutegel.

Unter den Naturheilverfahren hat sich diese Methode besonders bei hartnäckigen Kopfschmerzfällen gut bewährt.

Die Wirbelsäulenbehandlung wird durch **chiropraktische Handgriffe** beendet. Auch dadurch wird eine Lösung von Spannungen erzielt.

In allen Fällen ist die Behandlung der Grundkrankheit nötig. Da die **Erkrankungen der Bewegungsorgane** in die Rubrik der ernährungsbedingten Zivilisationskrankheiten gehören, steht in diesen Fällen in der Behandlung wiederum die Ernährung im Vordergrund. Hier steht die Vermeidung des tierischen Eiweißes an erster Stelle: Milch, Joghurt, Quark, Käse, Eier, Wurst, Fisch und Fleisch. Je nach Schwere des Falles ist ihre Einschränkung bzw. völlige Vermeidung notwendig.

Durch pflanzliche Lebensmittel ist eine übermäßige Zufuhr von Eiweiß nicht möglich, da der

Eiweißgehalt pflanzlicher Lebensmittel relativ niedrig ist. Eine Ausnahme machen Präparate aus dem Pflanzeneiweiß. Hier kommen vorwiegend Sojapräparate in Frage, die durch ihre hohe Eiweißkonzentration ebenfalls eine Eiweißüberfütterung darstellen. Dazu gehören insbesondere Tofu, Sojamilch, Sojawürstchen, Sojagulasch, Sojafleisch, Soja-Granulat usw. Dass es sich bei diesen verarbeiteten Produkten nicht mehr um ein „Lebensmittel", sondern um ein Präparat handelt, geht aus der technischen Verarbeitung hervor. Sie erfolgt z. B. bei Sojamilch in folgenden Schritten: Reinigung – Entschälung – Hydration – Vermahlung – Separation – Erhitzung/Desodorierung – Kühlung – Zumischen von Zucker, Aromen, Fett – Verpackung.

In Bezug auf Eiweiß in der Nahrung ist also nicht nur die Vermeidung bzw. Einschränkung von tierischem Eiweiß notwendig, sondern auch die Einschränkung von Sojapräparaten, da eben auch damit eine Eiweißmast möglich ist. Die negative Rolle von zu viel Eiweiß ist bei Kopfschmerzen und Migräne nicht so eklatant in die Augen springend wie z. B. bei Hauterkrankungen. In der Sprechstunde habe ich mehrfach Kinder behandelt, die an besonders schwerem Ekzem litten. Oftmals verabreichten die Mütter aus Angst vor Eiweißmangel Sojamilch. Nach Weglassen der Sojamilch heilte das Ekzem sofort ab.

Gerade beim Kind zeigen sich Ernährungsfehler besonders häufig an der Haut, während sich beim Erwachsenen die Reaktionen an inneren Organen abspielen, in Stoffwechselstörungen äußern, aber auch als Kopfschmerzen bzw. Migräne auftreten können. Bei Blutuntersuchungen kann sich dies in erhöhten Werten von Harnstoff oder Harnsäure äußern. Migräneanfälle als Gichtäquivalent sind bekannt.

Homöopathische Behandlung

Die Bekämpfung aller Arten von Kopfschmerzen mit schmerzbetäubenden Mitteln in Form von Tabletten, Zäpfchen oder Spritzen stellt keine Heilbehandlung dar. Sie bringt nur Linderung für den Augenblick. Da die Ursachen dabei unberücksichtigt bleiben, werden die Verhütung von Rückfällen und die Heilung eines chronischen Kopfschmerzleidens damit niemals möglich. Die Linderung von Kopfschmerzen mit Hilfe von Tabletten sollte nur Notbehelf bleiben, ähnlich dem Griff zur Schmerztablette, wenn ausgerechnet am Sonntag Zahnschmerzen auftreten und der Zahnarzt keine Sprechstunde hat. Die Heilbehandlung der Kopfschmerzen wird – das muss klar ausgesprochen werden – durch Betäubungsmittel behindert. Ganz besonders gilt das für die Migräne.

Die meisten Kopfschmerzmittel enthalten – wie bereits erwähnt – Coffein, haben also eine ähnliche Wirkung wie Kaffee oder Tee. Aus der Krankengeschichte vieler Patienten, die seit Jahren an Kopfschmerzen leiden, geht eindeutig hervor: Sie nehmen im Laufe der Zeit immer häufiger Tabletten, die Schmerzanfälle aber werden nicht seltener, sondern nehmen zu. Die Frage ist, ob der Kranke immer öfter Tabletten schluckt, weil er häufiger Kopfschmerzen bekommt oder ob die Abstände wegen seines steigenden Tablettenkonsums kürzer werden. Der größte Nachteil einer „Behandlung" mit Tabletten ist daran zu erkennen, dass die Bekämpfung der wahren Ursachen unterbleibt. Denn für den Augenblick kann sich der Kranke selbst helfen. Diese „Hilfe" geht jedoch auf Kosten seiner Gesundheit, denn die eigentliche Krankheit breitet sich weiter aus. Übliche Schmerztabletten müssen deshalb während der Behandlungszeit unbedingt abgesetzt werden. Das ist die Voraussetzung für jeden Erfolg. Anders verhält es sich mit der Behandlung durch homöopathische Arzneien. Sie sind, die Abstellung der erwähnten Ursachen vorausgesetzt, eine hervorragende Unterstützung einer Ganzheitsbehandlung.

Eine homöopathische Behandlung beruht auf der

Ähnlichkeitsregel. Homoion stammt aus dem Griechischen und heißt ähnlich. Dabei müssen zwei Faktoren sich ähnlich sein. Einmal das *Krankheitsbild* des Kranken – jeder Migränekranke hat ja seine ihm eigenen Krankheitserscheinungen – und andererseits das sogenannte *Arzneibild.* Darunter versteht man die Krankheitserscheinungen, die auftreten, wenn ein gesunder Mensch eine Arznei einnimmt. *Wenn das Arzneibild dem Krankheitsbild ähnlich ist, ist es das geeignete homöopathische Medikament für diesen Kranken.* Die homöopathische Behandlung ist also eine sehr individuelle. Das Arzneimittel muss für jeden Patienten besonders ausgewählt werden. Dies setzt natürlich eine hervorragende Kenntnis der Arzneiwirkungen beim Behandler voraus. Aus diesem Prinzip geht auch klar hervor, dass es kein homöopathisches Arzneimittel für den Sammelbegriff „Migräne" bzw. „Kopfschmerzen" gibt, sondern dass es nur das passende homöopathische Arzneimittel für den Sonderfall des jeweiligen Patienten gibt.

Das jeweilige homöopathische Arzneimittel ist aufgrund von konstitutionellen Merkmalen und nach den Modalitäten zu verordnen. Unter Modalitäten versteht man die Besonderheiten, ob die Beschwerden zum Beispiel schlimmer werden durch Bewegung oder in Ruhe oder durch Wärme bzw.

Kälte, oder ob sie abhängig sind von den Tageszeiten oder der Körperlage usw.

So eignet sich zum Beispiel Bryonia bei Verschlimmerung durch Bewegung – also Kopfschmerzen durch Bewegung –, während sich bei Rhus tox. die Schmerzen durch Bewegung bessern.

Da es kaum eine Krankheit gibt, die nicht auch mit Kopfschmerzen einhergehen kann, kommt praktisch jedes homöopathische Arzneimittel in Frage, denn es gibt andererseits kaum eine Arznei, die bei einer Arzneiprüfung nicht auch Kopfschmerzen hervorruft. Es ist schwierig, aus der Fülle der in Frage kommenden Arzneien das richtige Mittel auszuwählen. Dies weiß jeder homöophatische Arzt. Auch die Höhe der Potenz ist am besten vom Arzt festzulegen. Dabei gilt als grobe Faustregel, dass man im akuten Fall niedrige Potenzen wählt, während für die Langzeitbehandlung in chronischen Fällen hohe und höchste Potenzen in Frage kommen. Trotzdem sollen einige Medikamente beispielhaft genannt werden.

Belladonna (Tollkirsche) D 3–D 6, D 30, LM 6–LM 18:

Klopfende Kopfschmerzen, gerötetes Gesicht, trockene Schleimhäute, Pulsieren der Halsschlagadern, empfindlich gegen alle Sinneseindrücke, schlimmer im Liegen, besser durch Hochlagerung, in Ruhe, Dunkelheit, durch Druck und Festbinden des Kopfes.

Gelsemium sempervirens (Jasmin) D 3–D 30, LM 6–LM 18:
Kopfschmerzen vom Hinterkopf bis in die Stirn ziehend, dort festsitzend, Gefühl eines Reifens um den Kopf, verschwommenes Sehen, denkunfähig, Augenschmerzen bei Bewegung.

Aconit (Eisenhut) D 3–D 6, LM 6–LM 18:
Bei Erkältungen und Fieber, heftigste Kopfschmerzen, Angst, empfindlich gegen Bewegung und Geräusch, hochrotes Gesicht.

Glonoin (Nitroglycerin) D 6:
Plötzliches Auftreten heftigster Kopfschmerzen, Kopf wie zu groß. Folge von Sonnenstich.

Melilotus (Steinklee) D 3–D 6:
Heftiges Stirnkopfweh, Besserung durch Nasenbluten.

Sanguinaria (Blutwurz) D 3–D 6:
Rechtsseitige Kopfschmerzen, Angst, Überempfindlichkeit gegen Licht und Geräusch.

Pulsatilla (Küchenschelle) D 3–D 30:
Neigt zu Stimmungsschwankungen himmelhochjauchzend zu Tode betrübt, schwache Periode, besser bei Bewegung im Freien. Kein Durst.

Calcium phosphoricum D 4–D 6:
Schulkopfschmerz bei Kindern.

Cyclamen (Alpenveilchen) D 2–D 3:
Ähnlich wie bei Pulsatilla. Hat aber Durst und wird nicht besser im Freien.

Natrium muriaticum (Kochsalz) D 30:
Kopfschmerzen periodisch. Neigt zu Depressionen, Stuhlverstopfung, allgemeine Erschöpfung, Herzklopfen, schlimmer durch geistige Arbeit, nach Sonnenhitze.

Physikalische Maßnahmen

Eine hervorragende Unterstützung der Behandlung von Kopfschmerzen stellen innerhalb der Naturheilverfahren **physikalische Maßnahmen** dar. Einen besonderen Stellenwert haben dabei die Anwendungen nach Kneipp.

Voraussetzung für alle **Kneipp'schen Anwen-**

dungen ist als Ausgangslage ein warmer Körper. Dies ist bei fieberhaften Infekten der Fall. Wenn jedoch die Füße kalt sind – dies kann bei Fieber durchaus möglich sein –, so sind die Füße mit einer Wärmflasche oder einem Heizkissen vorher zu wärmen. Denn wenn die Füße kalt sind, wird selbst bei warmem Körper eine kurze Kaltmaßnahme, wie sie die **Kneipp'sche Waschung** darstellt, als unangenehm empfunden und löst fehlerhafte Reaktionen aus. Rein instinktiv wehrt sich jeder dagegen, kaltes Wasser anzuwenden, wenn ihm nicht warm genug ist.

Die Kneipp'sche Waschung – aber wie gesagt nur bei warmem Körper – wird so durchgeführt, dass an den Füßen beginnend mit sehr kaltem Wasser mittels eines Waschlappens von unten nach oben die einzelnen Körperteile gewaschen werden, also Füße, Unterschenkel, Oberschenkel, vorne und hinten, dann ebenso der Rumpf und schließlich die Arme. Die gewaschenen Körperteile werden nicht abgetrocknet. Am besten erfolgt diese Maßnahme im Bett, da der Kranke danach sofort wieder zugedeckt werden kann. Hals und Hände werden in die Waschung nicht mit einbezogen, da sie nicht bedeckt sind und sonst Verdunstungskälte auftreten würde.

Ein hilfreiches Mittel zur augenblicklichen Linderung von Kopfschmerzen kann **ein kaltes Arm-**

bad oder **ein kalter Armguss** sein. Dabei genügt es, wenn die Arme bis Oberarme 30 Sekunden in kaltes Wasser eingetaucht werden. Beim Guss wird das Wasser langsam von der Hand über den Unterarm bis zur Schulter geführt, zuerst rechts, dann links. Anschließend werden die Arme nicht fest abgetrocknet, sondern abgetupft und leicht feucht gelassen. Die Hände werden abgetrocknet. Manchmal kann man auch hierbei beobachten, dass der Kopf schon während der Maßnahme freier wird.

Für das **Wechselunterschenkelbad** sind zwei Unterschenkelbadewannen notwendig, die so hoch sein müssen, dass das Wasser bis unterhalb der Knie reicht. Das Bad beginnt mit 40° (eventuell variierend zwischen 39 und 41°) heißem Wasser 10 Minuten lang, dann 10 Sekunden ganz kalt, danach nochmal 5 bis 10 Minuten heiß und abschließend 10 Sekunden kalt. Anschließend werden die Beine abgetrocknet. Da in Württemberg das Bein als Fuß bezeichnet wird, kann es zu Missverständnissen kommen, wenn von Wechselfußbädern gesprochen wird. Das Wasser muss bis unter die Knie reichen. Wird das Bad nur an den Füßen vorgenommen, so ist die Angriffsfläche zu gering, um eine ausreichende Wirkung auf den gesamten Organismus zu erzielen. Nach dem Wechselunterschenkelbad sollte man sich entweder in einem warmen Raum aufhalten oder durch rasches Gehen die kreislaufanregende Wirkung des Bades unterstützen.

Dieses Wechselunterschenkelbad kann sowohl zur augenblicklichen Linderung bei Kopfschmerzen dienen, als auch zur Behandlung und Vorbeugung häufiger, etwa dreimal wöchentlich, durchgeführt werden. Selbstverständlich wäre nichts dagegen einzuwenden, dass dieses Bad je nach Fall auch täglich zur Anwendung kommt. Es eignet sich auch besonders bei beginnenden Infekten, den sogenannten Erkältungen.

Man denkt bei diesen Maßnahmen an die bekannten Sprüche:
> Den Kopf halt kalt, die Füße warm,
> das macht den besten Doktor arm.

Oder:
> Die Füße warm, den Kopf halt kalt,
> dann wirst du hundert Jahre alt.

Bei Menschen, die von Haus aus immer warme Füße haben, kann man natürlich auch mit kurzen kalten Kneipp'schen Maßnahmen, zum Beispiel einem Knieguss, dasselbe bewirken. Ursprünglich wurden zu Kneipps Zeiten die Güsse mit der Gießkanne durchgeführt. Aber seit es in den zivilisierten Völkern eine Wasserleitung gibt, wird ein Gummischlauch von ⅓ Zoll Durchmesser an die Wasserleitung angeschlossen und langsam der Wasserstrahl vom Fuß bis oberhalb des Knies geführt, an der Außenseite des rechten Fußes beginnend bis oberhalb des Knies und dann auf der Innenseite des Fußes ebenfalls langsam hochgeführt. Der Schlauch wird so gehalten, dass der Wasserstrahl mantelförmig das Bein umschließt. Dazu wird der Druck so eingestellt, dass bei senkrecht gehaltenem Schlauch der Wasserstrahl handbreit übersprudelt. Bei zu hohem Druck kommt es zum Wegspritzen des Wassers und nicht zur mantelförmigen Wasserumhüllung des Beins.

Nach einiger Zeit, wenn der Patient sich an diese Kneipp'sche Maßnahme gewöhnt hat, kann der Wasserstrahl auch bis an die Hüfte geführt werden, ebenfalls am rechten Bein beginnend und anschließend am linken Bein durchgeführt. Dauer dieses sogenannten Schenkelgusses ein bis zwei Minuten. Anschließend werden die Beine mit beiden Händen abgestreift, aber noch feucht belassen, während die Füße abgetrocknet werden. Manchmal merkt der Patient schon während des Gusses, dass der Kopf freier wird.

Der Guss als Kneipp'sche Maßnahme gehört zu den Standardbehandlungen im Kneipp'schen Naturheilverfahren. Durch einen kurzen Kaltreiz, den man durch Übergießen mit kaltem Wasser oder kurzes Eintauchen in kaltes Wasser erzielen kann, löst man eine bessere Durchblutung und damit eine erhöhte Durchwärmung aus. Man bezeichnet deshalb alle Maßnahmen, die als Reaktion auf einen kurzen Kaltreiz zu vermehrter Wärmebildung führen, als **aktive Wärmebehandlung.**

Demgegenüber handelt es sich bei einem warmen Bad, auch in Form eines Teilbades, um eine **passive Wärmebehandlung.** Hier wird dem Organismus Wärme von außen zugeführt, ohne dass er selbst vermehrt Wärme erzeugt. Die aktive Wärmebehandlung stellt eine sehr viel wirksamere Behandlung dar als die passive, bei der der Körper selbst nichts zur Wärmebildung beiträgt.

Das oft bei sogenannten Erkältungen empfohlene Kopfdampfbad ist zur Behandlung von Kopfschmerzen nicht geeignet. Es bewirkt sogar eine vermehrte Anschoppung von Blut im Kopfbereich, während im Gegenteil ein Abziehen des Blutandrangs vom Kopf etwa durch Wechselunterschenkelbäder sinnvoll ist. Andererseits ist der wöchentliche **Saunabesuch** über längere Zeit als wunderbares Gefäßtraining ganz besonders zu empfehlen – natürlich nicht während bestehender Kopfschmerzen. Menschen, die Bedenken haben, in die Sauna zu gehen, können sich als Richtschnur an folgenden Satz halten:

Jedermann kann in die Sauna gehen,
der in die Sauna **gehen** kann!

Wer also zum Beispiel so schwer krank ist, dass er nicht fähig ist, auf seinen eigenen Füßen in die Sauna zu gehen, darf sie selbstverständlich nicht benutzen. Aber wer lässt sich schon in die Sauna tragen? Die Dauer des Aufenthalts in der Sauna richtet sich nicht nach oft vorgeschriebenen Zeiten und „Saunaregeln" – z. B. 10 Minuten –, sondern ausschließlich nach dem subjektiven Empfinden des Einzelnen.

Die Haut sollte jeden Tag einem kurzen Kaltreiz ausgesetzt werden. Dies kann durch eine **Kneipp'sche Waschung** geschehen, ein **Duschbad**, ein **Wechselbad der Unterschenkel** oder einen **Kneipp'schen Guss**. **Sauna** und **kurze Sonnenbäder** unterstützen dies hervorragend.

Fassen wir die bisher erwähnten notwendigen Behandlungsmaßnahmen zusammen:
1. Das Wichtigste ist, dem Patienten zunächst die Erkenntnis zu vermitteln, dass Kopfschmerzen vielfältige Ursachen haben können und nur zu heilen sind, wenn die Bereitschaft besteht, die Fehler abzustellen, die zur Migräne oder zu Kopfschmerzen führen. Sobald die Spannungsursachen im Einzelnen bekannt sind, müssen die

Wege besprochen werden, die eine Änderung der Situation ermöglichen. Das erfordert Zeit und Geduld, denn der Kranke kann nicht von heute auf morgen seine bisherige Lebensauffassung über Bord werfen.
2. Kaffee, Tee und Nikotin strikt vermeiden.
3. Die Basis der Ernährung sollte eine vitalstoffreiche Vollwertkost sein.
4. Anstelle lindernder Kopfschmerztabletten ist eine arzneiliche Behandlung mit homöopathischen Mitteln angezeigt, durch die der Heilungsvorgang sinnvoll unterstützt werden kann.
5. Wie bei fast allen Kopfschmerzen kann die Massage von Rücken und Nacken und zusätzlich eine chiropraktische Behandlung notwendig sein.
6. Physikalische Maßnahmen sind natürlich immer hilfreich. Ableitende Kneipp'sche Anwendungen in Form von Wechselunterschenkelbädern, morgendlichen Waschungen, Güssen und kurzen kalten Armbädern sind angezeigt. Die Sauna ist als bestes Gefäßtraining sehr zu empfehlen.

Man sollte sich eines merken: **Eine** Maßnahme allein reicht zur Heilung nie aus. In der sinnvollen Kombination des jeweils Nötigen und in der Anpassung an die individuellen Besonderheiten jedes einzelnen Menschen liegt der Schlüssel zur Heilung.

Schlafstörungen

Schlaf ist Vertrauenssache

Wie bereits im Kapitel über Kopfschmerzen erwähnt, leiden nach einem Bericht des Robert-Koch-Instituts 25 % der deutschen Bevölkerung an Kopfschmerzen und Schlafstörungen.

Der Schlaf ist ein Geschenk, das nur der gnädig empfängt, der es nicht fordert. Das Verhalten fast aller Schlafgestörten steht zu dieser Erkenntnis in krassem Widerspruch. „Aber ich *will* doch schlafen", ist ein Satz, den man als Arzt täglich von schlechten Schläfern hört. Doch je intensiver der Kranke seinen Willen einsetzt, um den Schlaf herbeizuzwingen, desto schlechter schläft er ein. Auch bei Schlafstörungen wirkt sich der Wille eher negativ aus; denn *der Schlaf hängt nicht vom Willen des Menschen ab.* Jeder Versuch in dieser Richtung ließe sich mit dem Bemühen vergleichen, den Zug der Wolken mit dem Willen lenken zu wollen.

Ein zweiter Punkt erschwert die Behandlung Schlafgestörter erheblich: *Die Bedeutung und Dichtigkeit des Schlafes wird überschätzt.* Die fast zwangsläufige Folge dieser Überschätzung ist das intensive

Bemühen, die Schlafstörung mit allen Mitteln zu bekämpfen und möglichst augenblicklich zu beseitigen. Dazu eignet sich nur das chemische Schlafmittel. So erscheint der Griff zum Betäubungsmittel als die einfachste und folgerichtigste Lösung. Doch wer sich auf diese Weise zu helfen versucht, muss erleben, dass seine Hoffnungen enttäuscht werden.

Falsche Auffassungen über die Wichtigkeit ausreichenden Schlafes, die allen Menschen von Kindheit an eingeimpft werden, machen jede Schlafstörung zum zentralen Problem des Kranken. Der Schlaf wird dem Kind von Eltern und Erwachsenen als etwas sehr Wichtiges und Wertvolles dargestellt. Daher rührt wohl auch der Trugschluss, je mehr ein Mensch schläft, umso gesünder sei er auch. Obwohl die Dinge keineswegs so einfach liegen, führt diese falsche Vorstellung zu der Angst, im Krankheitsfall infolge schlechten Schlafs nicht gesund werden zu können. Schon die Schlafstörung macht deshalb den meisten bereits Sorgen.

Die Wichtigkeit des Schlafs wird häufig überbewertet

Schlafstörungen werden oft fälschlicherweise als Schlaflosigkeit bezeichnet. Das verstärkt noch die

Angst des Kranken, der bezeichnenderweise stets von Schlaflosigkeit spricht, auch wenn er nur eine Stunde oder zwei später einschläft, als er wollte.

In all diesen Fällen ist der Kranke jedoch nicht gänzlich ohne Schlaf, also nicht schlaflos. Das häufige Erwachen bei bestimmten Durchschlafstörungen setzt sogar voraus, dass er ebenso häufig wieder eingeschlafen ist wie er aufwachte. Es gehört beim Schlafgestörten zur Regel, dass er eine Nacht, in der er fünfmal 10 Minuten wach lag oder mehrmals die Turmuhr schlagen hörte, als eine schlaflose Nacht bezeichnet, in der er kein Auge zugemacht habe. Da diese Überbewertung des Schlafes und seiner Störungen eine sinnvolle Behandlung ernstlich behindert, ist es nötig, sich mit den Ursachen der Schlafstörungen näher zu beschäftigen.

Die Schlafstörung stellt fraglos ein lästiges Symptom dar, und das Verlangen, sich rasch davon zu befreien, ist verständlich. Dasselbe gilt jedoch in gleichem Maße für jede andere lästige Krankheitserscheinung, ob es sich nun um Schmerzen irgendwelcher Art, um Hautausschlag, Juckreiz oder Kurzatmigkeit handelt. Trotzdem ist der Kranke bei allen diesen Symptomen bereit, sich so lange einer Behandlung zu unterziehen, bis die zugrunde liegende Krankheit gebessert oder geheilt ist; nur bei schlechtem Schlaf wird diese Geduld nicht aufgebracht.

Bereits in der ersten Nacht nach der Behandlung will der Kranke schon gut schlafen. Eine zweite oder dritte Nacht möchte er am liebsten nicht in Kauf nehmen. Die Überbewertung des Schlafes spielt hier wohl oft bewusst oder unbewusst eine Rolle – aber auch die Erfahrung, dass mit einem Betäubungsmittel dieses Ziel verhältnismäßig einfach und wenigstens für eine Nacht zu erzwingen ist.

Schlafmittel – keine Lösung des Problems

Viele Kranke wissen natürlich, dass das Schlafmittel, das nur für eine Nacht einen künstlichen Schlaf herbeiführt, keine Lösung des komplizierten Problems chronischer Schlafstörungen ist. Trotzdem nehmen sie es ein. Bei ihnen herrscht die Ansicht vor, Schlafmittel seien weniger schädlich als Schlaflosigkeit. Für wenige Nächte mag dies tatsächlich zutreffen. Über längere Zeiträume hinweg ist das Einnehmen von Schlafmitteln jedoch keineswegs zu bagatellisieren.

Das Schlafmittel scheint nicht nur für den Kranken der einfachste Weg zur Beseitigung einer Schlafstörung zu sein. Es ist auch für den Arzt die bequemste Methode, weil es ihn der umständlichen und zeitraubenden Suche nach den Krankheitsursachen enthebt und dem Patienten unangenehme Änderungen der gewohnten Lebensweise erspart. Das Rezept für das Schlafmittel ist rasch geschrieben, und der Patient ist glücklich, dass er so schnell Hilfe bekommt; schon in der ersten Nacht spürt er Erfolg. Die Nachteile durch die damit erfolgte Unterdrückung des Warnsignals merkt er erst später. Will er dann vom Schlafmittel loskommen und versucht er es abzusetzen, muss er feststellen, dass er noch schlechter als vorher schläft. So bleibt ihm nichts anderes übrig, als weiterhin Schlafmittel zu schlucken.

Trägt er nun womöglich dem Arzt seine Sorgen vor, er könne doch nicht ständig Schlafmittel nehmen, bleibt dem Arzt, falls er nicht den mühevollen Weg ursächlicher Behandlung gehen will, aus psychologischen Gründen nichts anderes übrig, als das Einnehmen von Schlafmitteln zu verharmlosen. So wird der Kranke in der falschen Vorstellung bestärkt, die Schlafstörung schade ihm mehr als ihre Unterdrückung durch Medikamente. Er vermag natürlich nicht zu durchschauen, dass die Notlüge des Arztes eine konsequente Folge seiner symptomatischen Behandlungsweise ist. Welcher Arzt verordnet schließlich einem Patienten ein Medikament, das er für nötig hält, und erläutert gleichzeitig, dass es gesundheitsschädlich ist?

Schlafmittel haben weitere Nachteile. Einmal besteht wie bei jeder Symptom-Behandlung die Gefahr, dass die Behandlung der Grundkrankheit unterbleibt. Da die Ursachen nicht abgestellt werden, entwickelt sich die Krankheit weiter; und weil die Symptome unterdrückt werden, geht das unbemerkt vor sich – bis es zu einer Heilung zu spät sein kann. Und zum anderen kommt dazu noch der Schaden durch das Medikament selbst.

Selbstverständlich wirkt jedes Schlafmittel auf das Nervensystem ein. Da bei den meisten Schlafsuchenden eine Störung im Nervensystem vorliegt, wird ausgerechnet das Organ, das eine Stärkung benötigt, durch das Medikament geschwächt. Leider werden die Kranken über diesen Umstand dadurch hinweggetäuscht, dass manche Betäubungsmittel als Nervenberuhigungs- und „-stärkungs"mittel empfohlen werden.

Natürlich gibt es auch Fälle, bei denen die Verordnung von Schlafmitteln eine echte Hilfe darstellt. Dies trifft beispielsweise für manche endogene Depression zu. In solchen Fällen, die meist mit Schlaflosigkeit einhergehen, ist die vorübergehende Verordnung von Schlafmitteln nicht nur eine notwendige das Symptom betreffende Hilfe, sondern sie entfaltet oft eine deutlich heilende und den Verlauf abkürzende Wirkung.

Auch berufstätige Frauen fürchten oft, mangelnder Schlaf erzeuge am nächsten Tag schlechtes Befinden und eine Krankheitsverschlimmerung. Es wird dabei übersehen, dass schlechter Schlaf bereits ein Krankheitszeichen ist. Stimmte die Theorie, Krankheit entstünde durch schlechten Schlaf oder verschlimmerte sich dadurch, müsste ja das Schlafmittel rasch eine Besserung der Krankheit herbeiführen. Dies ist nicht der Fall. Deshalb stimmt auch diese Annahme nicht. Obwohl auch die berufstätige Kranke deutlich merkt, dass die Leistungsfähigkeit nicht steigt und die anderen Krankheitssymptome nicht verschwinden, beharrt sie häufig dennoch auf der Einnahme von Schlafmitteln. Aus der Beobachtung, dass sie sich am nächsten Tag leistungsfähiger fühlt, wenn sie besser geschlafen hat, zieht sie den Schluss, der bessere Schlaf sei auch die Ursache für bessere Leistungsfähigkeit. Sie erwägt nicht, dass die Verhältnisse auch genau umgekehrt liegen können: Es geht ihr nicht deshalb besser, weil sie geschlafen hat, vielmehr ist besseres Schlafen ein Zeichen für besseres Befinden. An der Qualität des Schlafes ist der augenblickliche Stand der Gesundheit ablesbar; *der Schlaf ist ein Spiegel des Gesamtbefindens, nicht aber seine Ursache.*

Für die Beseitigung einer Schlafstörung ist das Wissen um diese Zusammenhänge unerlässliche

Voraussetzung. Schlafstörungen sind stets Teilsymptome einer Allgemeinstörung, also einer Erkrankung. Es gilt also zuerst, die zugrunde liegende Krankheit zu erkennen, ihre Ursachen herauszufinden und zu behandeln. **Die wichtigste Behandlung der Schlafstörung besteht also in der Behandlung der ursächlichen Grundkrankheit.**

Die Behandlung der Grundkrankheit nach ganzheitlichen biologischen Grundsätzen und unter Berücksichtigung der Ursachen reicht in den meisten Krankheitsfällen aus, um auch die begleitende Schlafstörung zu beseitigen. Dies gilt vor allem für alle morphologischen Veränderungen (Formveränderungen) und für die funktionellen Störungen, soweit sie als ernährungsbedingte Zivilisationskrankheiten diagnostiziert werden können. Als Therapieform kommt für diese Fälle eine vitalstoffreiche Vollwerternährung in Frage. Als Zusatzbehandlung haben sich einfache physikalische Anwendungen wie Kneipp'sche Waschungen, ableitende Knie- und Schenkelgüsse, Wassertreten, kalte Wickel, kurze Luftbäder und biologische Arzneimittel bewährt.

Schlafstörungen bei lebens- und spannungsbedingten Krankheiten

Bei lebens- oder spannungsbedingten Krankheiten liegen insofern besondere Verhältnisse vor, als sie sehr viel häufiger als die ernährungsbedingten mit Schlafstörungen einhergehen. Die Schlafstörungen der spannungsbedingten Krankheiten äußern sich hauptsächlich als Einschlafstörungen, während die ernährungsbedingten Zivilisationskrankheiten, wie sie auf S. 30 aufgezählt sind, sich eher als Durchschlafstörungen und Schlafverkürzung auswirken. Angesichts der besonderen Häufigkeit der Schlafstörungen bei lebensbedingten Krankheiten verpflichtet jede Schlafstörung, sich mit der Lebensgeschichte des Kranken zu befassen.

Jedem sind die Zusammenhänge zwischen Sorgen und gestörtem Schlaf wohl bekannt. In dem Sprichwort „Ein gutes Gewissen ist ein sanftes Ruhekissen" kommt alte Volksweisheit zum Ausdruck. Zwischen Schlaf und Harmonie der Seele besteht ein enger Zusammenhang. Meist sind es aber nicht die dem Kranken bewussten Sorgen im engeren Sinne, die seine innere Harmonie stören. Als Hintergrund der Schlafstörung findet sich häufig Unzufriedenheit, die dem Einzelnen gar nicht recht bewusst ist. Bewusste Sorgen können natürlich auch den Schlaf beunruhigen; sie tun dies aber weniger, als gemeinhin angenommen wird. Gegen alles, was ihm bewusst ist, kann der Mensch etwas unternehmen. Er kann handeln und versuchen, die Umstände zu ändern. Schon die Möglichkeit der Aktivität ist nützlich. Umstände aber, die der Mensch für unabänderlich hält, belasten ihn stärker und wirken damit auch schlafstörender als all das, wogegen er aktiv etwas unternehmen kann.

Schlafstörungen als Ausdruck mangelnder Geborgenheit

Berufstätigen Frauen geht es oft so. Sie sind überlastet, weil sie neben dem Beruf auch noch ihren Haushalt versorgen müssen. Dadurch bleibt ihnen keine Zeit für ihr Privatleben. Pausenlose Hetze lässt keinen Raum für befriedigende Lebensgestaltung. Der Beruf allein, auch wenn er voll befriedigt, reicht nicht aus, dem Leben einen tieferen Sinn zu geben und ein Geborgenheitsgefühl zu entwickeln. Die Erfüllung der Wünsche des täglichen Lebens, der Besitz einer schönen Wohnung, eines Autos, eines Fernsehapparates usw. schließt innere Befriedigung nicht ein. Dazu ist eine kompromisslose Anerkennung der Schöpfungsgesetze nötig, die allein ein

Geborgenheitsgefühl in dieser scheinbar so feindlichen und kampffordernden Welt hervorbringt.

Die nähere Beschäftigung mit chronischen Schlafgestörten zeigt, dass ihnen dieses Geborgenheitsgefühl fehlt. Tatsächlich empfinden sie das Leben an einem oder mehreren Punkten als etwas Feindliches, manchmal sogar nicht nur als etwas allgemein Feindliches, sondern als etwas speziell gegen sie Gerichtetes. So finden sich durch Erziehungsfehler entstandene unbewusste Fehlhaltungen anderen Menschen gegenüber, die sich als Unsicherheit und Minderwertigkeitskomplexe äußern können; oder die Beziehung zum anderen Geschlecht ist durch falsche Sexualerziehung oder aus anderen Gründen nicht in die richtigen Bahnen gekommen; oder es sind Unfreiheiten entstanden, weil keine rechtzeitige Lösung von den Eltern erfolgte. All diesen und anderen unbewussten Haltungen aber ist eines gemeinsam: Es liegt ihnen ein mehr oder weniger starker Mangel an Vertrauen zu dieser Welt und damit zu Gott zugrunde.

Soll die Behandlung nicht im Oberflächlichen und damit in der Erfolglosigkeit stecken bleiben, so kann sie an religiösen Fragen, an der Stellung des einzelnen Menschen zu Gott nicht vorbeigehen. Ob der Mensch die ihn umgebende Welt als Widersacher empfindet, der ihn nicht zur Sicherheit, Ruhe und

Geborgenheit kommen lässt, ist letzten Endes dasselbe, als ob er Gott anklagt, dass er die Welt so und nicht anders geschaffen hat. Das Nichtanerkennen des Mitmenschen mit all seinen Fehlern bedeutet zugleich eine Nichtanerkennung des Schöpfers. Diese Zusammenhänge sind, wie die ärztliche Erfahrung in der Sprechstunde zeigt, dem Kranken nicht bewusst. Es besteht aber die Möglichkeit, sie ihm klarzumachen. Bei der Heilbehandlung der chronischen Schlafstörung ist dies unerlässlich.

Der Traum als königlicher Weg zum Unbewussten

Hierbei ist der Traum oft eine unentbehrliche Hilfe. Und es ist kein Zufall, dass Schlafgestörte häufig an Träumen „leiden". Das heißt, viele empfinden ihre Träume als derart störend, dass sie Träume mit Schlechtschlafen gleichsetzen. Oft leiden sie deshalb noch mehr, weil sie irgendwoher wissen, dass man nur bei geringer Schlaftiefe träumt. Anstatt sich darüber zu freuen, dass der Traum ein hilfreicher Hinweis der Natur ist, um die anzupackenden Probleme aufzuzeigen, ist der Traum für sie ein Anlass zur Angst. Dadurch wird das notwendige Geborgenheitsgefühl nicht gerade erhöht. Der Traum darf nicht negativ gesehen werden. Der Traum kommt aus dem Unbewussten. Freud nannte ihn den königlichen Weg zum Unbewussten. Der lebensberatende Arzt hat die Aufgabe, dem Menschen aufgrund des Traumes Hinweise zu geben, in welchem Bereich er falsche Vorstellungen von seinem Leben, seinen Aufgaben und Beziehungen zu den Mitmenschen hat. Dabei ist wichtig, dass die Traumbilder nicht wörtlich zu nehmen sind, sondern dass der Traum in Symbolen spricht. Aufgrund der Symbole kann der Psychotherapeut dem Kranken klarmachen, welche Bereiche des Lebens geändert werden müssen. Es ist nachgewiesen, dass die Unterdrückung von Träumen durch Schlafmittel psychische Störungen hervorrufen kann. Man sieht daraus, dass der Traum ausgleichende Wirkungen hat und letzten Endes für den Menschen eine Hilfe darstellt.

Die Deutung eines Traumes setzt natürlich gründliche psychologische Kenntnisse auch aus der Tiefenpsychologie voraus. Ein Beispiel soll das verdeutlichen.

Ein Patient war sehr beunruhigt, weil er immer wieder denselben Traum hatte. Er war im Traum gewalttätig, was meist darin bestand, dass er Menschen angriff und ihnen in den Bauch trat. Er war darüber besonders entsetzt, weil er sich selbst als einen sehr friedfertigen Menschen beurteilte, der in

Wirklichkeit aufgrund seines Charakters zu einer solchen Handlung in keiner Weise fähig war.

Des Rätsels Lösung für diese widersprüchliche Handlung im Traum und in der Wirklichkeit war sehr einfach. Es handelte sich bei diesem Menschen um einen Polizeibeamten, der bei den notwendigen Streifengängen, wenn er nachts allein war, nichts so sehr fürchtete wie eine Situation, bei der er in der Ausübung seines Dienstes zu einer solchen Tat gezwungen gewesen wäre. Auf die Frage, warum er denn bei seinem „sanften" Charakter ausgerechnet Polizeibeamter geworden sei, sagte er, dass er die Berufswahl zu einer Zeit getroffen habe, in der er nicht wusste, was er eigentlich werden wollte. Auf Anzeigen der Polizei habe er sich auf gut Glück beworben und glaubte, damit die richtige Wahl getroffen zu haben. Erst bei therapeutischen Gesprächen wurde ihm bewusst, dass er für diesen Beruf nicht geeignet war.

Das, was er in Wirklichkeit nicht ausführen konnte, vollführte er nun nachts im Traum. Interessant dabei war, dass ihm diese Zusammenhänge erst durch die Gespräche klar wurden. Vorher hatte er sich lediglich gewundert, dass gerade er nachts im Traum Handlungen vollzog, vor deren Ausführung er sich in der Wirklichkeit fürchtete.

Der Schlaf unterliegt nicht dem Willen

Der Gesunde, der gut schläft, kann nicht sagen, wie er das macht. Gerade das „Nichtsmachen" ist die wichtigste Voraussetzung für das Einschlafen. Der Kranke aber, für den das Einschlafen ein Problem geworden ist, hat dadurch die Unbefangenheit dem Schlaf gegenüber verloren. Selbst ein Gesunder, der nie Probleme mit dem Einschlafen hat, kann erreichen, dass er nicht einschläft; er muss seine Aufmerksamkeit nur intensiv genug auf den Einschlafvorgang richten, um dem Schlaf sozusagen hinter die Schliche zu kommen – und schon bleibt der Schlaf aus.

Wie sehr die Angst vor dem Nicht-schlafen-Können zur Unterhaltung der Schlafstörung beiträgt, lässt sich an einem Experiment immer wieder demonstrieren: Es ist manchmal für den Kranken in der Übergangszeit eine gute Hilfe, wenn er für alle Fälle eine echte Schlaftablette auf dem Nachttisch liegen hat mit der Anweisung, er dürfe sie nehmen, sobald er glaube, dass es ohne sie nicht ginge. Die Sicherheit, die von dieser Tablette ausgeht, reicht häufig zum Einschlafen aus. Die Wirkung dieser „Strahlungs"-Tablette muss als deutlicher Hinweis darauf gesehen werden, welch wichtige Rolle psychologische Momente bei all diesen Fragen spielen.

Solange es nicht gelingt, die Angstkette zu durchbrechen, die ihren letzten Grund in der Überschätzung des Schlafwertes hat, ist alle Behandlungsmühe vergeblich. Nebenher gilt es noch, so manche andere falsche Vorstellung auszuräumen.

Schlafdauer

Man hört immer wieder die Ansicht, der Mensch müsse möglichst viel schlafen, weil dies für seine Gesundheit besonders wichtig sei. In dieser allgemeinen Form ist diese Ansicht nicht richtig, vor allem dann nicht, wenn daraus der Schluss abgeleitet wird, Menschen, die viel Schlaf benötigen und deshalb auch viel schlafen, seien gesünder als solche, die weniger Schlaf brauchen und deshalb auch weniger schlafen.

Wenn sich der niederländische Maler Rembrandt in einer besonders intensiven Schaffensperiode befand, arbeitete er Tag und Nacht pausenlos. Es kann zwar durchaus nicht gefolgert werden, dass wenig Schlaf zu großen Leistungen befähigt. Aber umgekehrt erfordern große Leistungen auch nicht unbedingt viel Schlaf. Vitale Menschen, die in einem langen Leben Unerhörtes leisten, sind meistens Kurzschläfer. Auch diese Beobachtung passt nicht zu der kleinbürgerlichen Ansicht, viel Schlaf bringe viel Kraft. Wenn auch der Spruch „Viel schlafen macht dumm" nicht wörtlich zu nehmen ist, ein Körnchen Wahrheit ist darin: Mit Schlaf ist nicht alles zu gewinnen.

Man sollte die Schlafdauer dem jeweiligen Bedürfnis anpassen. Dass mehr Schlaf nicht entsprechend mehr Leistung und Frische bringt, hat mancher beispielsweise am Sonntag erlebt, wenn er mehrere Stunden länger schläft als sonst. Viele fühlen sich danach unfrisch und zerschlagen und brauchen Stunden, bis sie ihr Gleichgewicht wieder hergestellt haben. Diese Erscheinung, über die sich manche Kranken wundern, widerlegt auch die Theorie, dass der Schlaf nötig sei, um Ermüdungsstoffe zu vernichten, die sich angeblich im Wachzustand bilden. Obwohl es heute möglich ist, Substanzen bis zum Millionstel Gramm nachzuweisen, ist noch nie ein solcher Ermüdungsstoff im menschlichen Körper gefunden worden. Er wird auch nie gefunden werden, denn es gibt ihn nicht.

Vom Wesen des Schlafes

Nach den herrschenden Vorstellungen der Lehrmedizin, die vorwiegend physikalisch-chemisch, das heißt naturwissenschaftlich orientiert ist, lässt sich das Phänomen des Schlafes nicht erklären. Für die rein mechanische Denkweise ist er bis heute ein Rätsel. Das zeigt sich auch daran, dass wissenschaftliche Arbeiten über den Schlaf – soweit es nicht die Wirkung von Schlafmitteln betrifft – im Vergleich zu Arbeiten über andere physiologische körperliche Vorgänge selten sind. In einer Verlegenheitstheorie wurden deshalb Ermüdungsstoffe angenommen, die, wie gesagt, nie nachgewiesen werden konnten. Man weiß wohl, dass es im Bereich der vegetativen Regulationszentren im Zwischenhirn auch ein Zentrum gibt, das den Schlaf- und Wachrhythmus steuert. Die enge Nachbarschaft aller vegetativen Zentren macht umso deutlicher, dass Schlafstörungen eng mit anderen vegetativen Störungen verknüpft sind.

Weil die naturwissenschaftlich orientierte Lehrmedizin nichts Grundsätzliches über das Wesen des Schlafes und seiner Störungen auszusagen hat, erschöpfen sich auch alle wissenschaftlichen Bemühungen in der Erfindung neuer Schlafmittel. Auf derselben primitiven Ebene bewegen sich demnach notgedrungen auch alle therapeutischen Bemühungen.

Auf geisteswissenschaftlicher Seite kann demgegenüber die anthroposophische Lehre ganz andere

Einblicke in das Wesen des Schlafes vermitteln, wodurch auch die Schlafstörungen in einem völlig anderen Lichte erscheinen. Es ist zwar kaum möglich, jemand, dem anthroposophische Gedankengänge fremd sind, mit der geisteswissenschaftlichen Auffassung vom Wesen des Schlafes vertraut zu machen. Dennoch möchte ich das Grundsätzliche in vereinfachter Weise darstellen, um zu zeigen, wie sich – bei einer anderen Denkweise – die Schlafstörung aus einer Verschiebung natürlicher Kräftegruppen erklären lässt.

Die anthroposophische Lehre nimmt an, dass der Mensch aus vier Wesensgliedern besteht, indem er das Wesentliche des Mineralreichs, des Pflanzenreichs und des Tierreichs in sich zusammenfasst. So gibt es im Menschen

1. etwas, das er mit dem Mineralreich gemeinsam hat: die mineralischen Stoffe (physischer Leib),
2. etwas, das mit den Lebenserscheinungen des Pflanzenreiches verbunden ist: Der Mensch ist ein lebendes Wesen (Ätherleib),
3. etwas, das mit dem Fühlen und Empfinden, dem Schmerzerleben der Tierwelt zusammenhängt: Der Mensch ist ein empfindendes Wesen (Astralleib) und
4. das, was mit dem menschlichen Ich zusammen-

hängt (Geisteswesen). Diese vier Glieder des Menschen sind gewissermaßen wie ein Leib des Menschen zu verstehen, drei davon als übersinnliche Gebilde.

Beim gesunden Menschen sind diese vier Wesensglieder in harmonischem Gleichgewicht; Krankheiten sind als Störungen dieser Harmonie zu verstehen.

Man könnte demnach zum Beispiel den Krebs als ein Überwiegen der formbildenden Kräfte auffassen, die nicht mehr von den astralischen in Schach gehalten werden. Man könnte das schrankenlose Wachstum der Geschwulst mit dem unbegrenzten Wachstum pflanzlicher Vegetation vergleichen. Dass normalerweise beim Menschen diese ätherischen Kräfte nicht zu einem solchen schrankenlosen Wachstum führen, hängt nach Meinung der Anthroposophen mit den entgegenwirkenden Kräften des Astralleibs und der Ich-Organisation zusammen.

An diesem Beispiel sollte in stark vereinfachtem Schema die Wirkung der vier Wesensglieder des Menschen aufgezeigt werden, damit man sich über die geisteswissenschaftliche Auffassung vom Schlaf ein ungefähres Bild machen kann. In dem Augenblick des Einschlafens trennen sich der astralische Leib und die Ich-Organisation vom physischen und ätherischen Leib. Nur im Wachzustand ist ein völliges Durchdringen der vier Glieder der Menschennatur vorhanden. Wenn jemand nicht zum Schlafen kommt und zu lange wach liegt, bedeutet dies, dass die oberen Wesensglieder, das Seelisch-Geistige, zu stark in das Physisch-Ätherische eingreifen. Oder wenn umgekehrt das Seelisch-Geistige zu schwach eingreift, dann wird der Leib nicht genügend durchgestaltet; der Mensch wacht gewissermaßen nicht richtig auf. Dann fängt das Leiblich-Ätherische zu wuchern an, und so entstehen die Krankheiten in Richtung der Geschwülste. Man könnte auch vereinfacht sagen: Der Schlafgestörte lebt in einer Phase, in der er zu wenig Pflanze ist; er kann sich damit trösten, dass dann eine Kräfteverteilung vorliegt, die zum Beispiel eine Bereitschaft zur Krebserkrankung ausschließt.

Auch nach geisteswissenschaftlicher Auffassung kommt also in Übereinstimmung mit der biologischen Betrachtungsweise der Schlafstörung keine zentrale Bedeutung zu. Sie ist vielmehr nur ein Hinweis auf eine Verschiebung der Wirkung bestimmter Kräfte, wie sie bei zahlreichen anderen Gesundheitsstörungen vorkommen.

Was kann man bei Schlafstörungen tun?

Alle Schlafstörungen sind ihrem Wesen nach Rhythmusstörungen. Auch aus diesem Grund ist es falsch, von Schlaflosigkeit zu sprechen. Denn auch der angeblich völlig Schlaflose schläft, nur nicht zu der Zeit, da er es wünscht.

Wer wieder gut schlafen will, sollte sich aller Drogen und Genussmittel enthalten, die in den Schlaf-Wach-Rhythmus eingreifen können. Am störendsten wirken hier Kaffee und Tee. Diese Anregungsmittel werden meistens genossen. Da sich die Schlafstörung aber erst nachts bemerkbar macht, also fast einen Tag später, kann der Kranke kaum verstehen, dass Kaffee oder Tee, der morgens genossen wird, einen Einfluss auf seinen Schlaf haben soll. Dieser Einfluss ist jedoch eindeutig. Der Kranke verteidigt seinen Kaffee- und Teegenuss häufig mit dem Argument, er könne ohne ihn nicht auskommen; denn gerade morgens sei er ja wegen des ungenügenden Schlafes nicht leistungsfähig genug und brauche die Anregung.

Betroffen sind davon alle Menschen, die morgens eine lange Anlaufzeit brauchen, bis sie in Schwung kommen. Sie finden morgens schlecht aus dem Bett, werden erst abends besonders leistungsfähig und gehen entsprechend spät schlafen. Es ist verständlich, dass diese Abendmenschen leicht in Versuchung kommen, die morgendliche Flaute durch künstliche Anregungsmittel zu beheben. Dass sie damit gegen ihren von der Natur festgelegten Rhythmus verstoßen, wissen sie nicht. Im Gegensatz zu diesem Menschentyp gibt es andere, die morgens leichter aus dem Bett kommen, sofort ohne Anlaufzeit voll im Gange sind und dafür abends das Bedürfnis haben, früh ins Bett zu gehen. Bei diesen Morgenmenschen wirkt Kaffeegenuss nicht als Eingriff in den Lebensrhythmus.

Diese Unterscheidungen finden sich schon unter Kindern. Die „Abendtypen" sind daran zu erkennen, dass sie morgens vor der Schule nicht essen können, während die „Morgentypen" nach Essen verlangen. Wer von der Existenz dieser verschiedenen Typen nichts weiß, macht leicht den Fehler, ein Kind, das vor der Schule keinen Appetit hat, zum Essen zu zwingen. Abgesehen davon, dass das Leben gegen den Rhythmus immer nur Nachteile bringt, kann auch durch Zwang auf die Dauer der eingeborene Rhythmus nicht geändert werden. Einem Kind des Abendtyps sollte man also ein Vollkornbrot und etwas Obst mit in die Schule geben, da es gegen 10 bis 11 Uhr immer Hunger hat, und es morgens besser nicht zum Essen zwingen.

Für den durch Krankheit, falsche Lebensgewohnheiten und Genussmittel aus dem Rhythmus gekommenen Schlafgestörten sind natürlich einige Tage zur Heilung zu kurz. Bis die Störfaktoren ausgeschaltet sind und die ursächliche Krankheitsbehandlung Wirkung zeigt, vergeht einige Zeit. Kaum eine Krankheit lässt sich in wenigen Tagen heilen, und so verschwindet natürlich auch das Symptom Schlafstörung nicht über Nacht. Aus diesem Grund ist für die Beseitigung mancher Schlafstörung eine stationäre Behandlung erforderlich. Häufig lässt sich nur so die Angstkette durchbrechen und die nötige Zeit für die Wiederherstellung des rechten Rhythmus finden. Dies gilt in erster Linie für die überlastete berufstätige Frau. Oft nützt dem schlechten Schläfer allerdings bereits der Hinweis, dass auch Gesunde nicht jede Nacht gleich gut schlafen und dass dies auch gar nicht nötig ist.

Der Organismus verlangt stets irgendwann sein Recht. Es gelingt nämlich nicht, einen Menschen durch ständige äußere Reize über längere Zeit wach zu halten. Der Mensch wird stets irgendwann vom Schlaf überwältigt. Kinder beispielsweise werden bei langen Eisenbahnfahrten in den unbequemsten Körperstellungen vom Schlaf übermannt, wenn sie ihn brauchen. Sie schlafen auch über ihrem Spielzeug ein. Auch Soldaten, die im Kriegseinsatz pausenlos über Tage und Nächte übermenschlichen körperlichen und seelischen Belastungen ausgesetzt waren, erlagen unwiderstehlich dem Schlaf, ob sie wollten oder nicht.

Wer dem Funktionieren der Naturgesetze traut, möchte den von lebensfremden Theoretikern aufgestellten Angaben, wie viel Stunden ein Kind im jeweiligen Lebensalter schlafen muss, den ketzerischen, aber den Tatsachen näherkommenden Spruch entgegensetzen: „Wenn sich kein Schlaf einstellt, ist er nicht nötig". Es wird schon seinen tieferen Sinn haben, wenn die Natur bei manchen Krankheiten den Schlaf verkürzt. Auch der Appetitmangel, der manche Krankheit begleitet, kann schließlich durchaus sinnvoll sein.

Wie viele Mütter ängstigen sich unnötig, wenn ihr Kind nicht die in Tabellen angegebenen Stunden Schlaf erreicht. Sie müssen lernen, dass das Schlafbedürfnis individuell ebenso verschieden ist wie etwa der Charakter oder andere persönliche Eigentümlichkeiten. Theorien werden häufig den tatsächlichen Gegebenheiten des Lebens nicht gerecht, sondern erzeugen allenfalls unnötige Ängste.

Was für den Schlaf des Kindes gilt, gilt genauso für den des Erwachsenen. Auch er hat in gesunden und kranken Tagen sein bestimmtes Schlafverhalten. Jeder weiß, wie verschieden die Schlafgewohnheiten der Einzelnen sind: In gesunden Tagen werden sie respektiert und als selbstverständlich hingenommen. Nur in Zeiten der Krankheit soll der Schlaf plötzlich genormt sein?

Der Kranke erwartet, dass er so gut wie sonst schläft, während er alle anderen Krankheitserscheinungen in Kauf zu nehmen bereit ist. Eine einfache positive Hilfe besteht darin, dem Kranken Vertrauen zur Zukunft zu vermitteln, denn mangelndes Vertrauen zur Zukunft ist ein häufiger Grund von Schlafstörungen.

Homöopathie hilfreich

Einer besonderen Erwähnung bedarf die Homöopathie. Sie bietet für die Behandlung von Schlafstörungen infolge ihrer Individualisierungsmöglichkeiten eine hervorragende und unentbehrliche Unterstützung. Praktisch kann jedes homöopathische Arzneimittel zum passenden „Schlafmittel" werden, natürlich nicht im Sinne eines Betäubungsmittels. Nach der Ähnlichkeitsregel, also nach homöopathischen Gesichtspunkten, kann solch ein Mittel das gesamte Krankheitsbild mit allen besonderen Erscheinungen erfassen, also auch die Schlafstörung. Ist die Schlafstörung zum Beispiel von Unruhe in den Beinen begleitet, so kommt ein anderes „Schlafmittel" in Frage als etwa bei übermäßigem Gedankenzufluss. Die Beinunruhe ist ein Hinweis auf Zincum valerianicum D 2 – D 3. Der Ideenzustrom benötigt Coffea D 6 – D 30 oder Belladonna D 6 – D 30. Coffea (= Kaffee) deshalb, weil dieser das Einschlafen störende Gedankenzufluss ja ein bekanntes Symptom nach Kaffeegenuss ist.

Das homöopathische Arzneimittel, das zur Behandlung der Grundkrankheit nötig ist, ist jeweils zugleich das „Schlafmittel".

Für eine genaue Wahl eines homöopathischen Mittels sind natürlich exaktere Symptome nötig als die in kurzen Stichworten beispielhaft angegebenen Modalitäten. Trotzdem seien hier aus der Fülle der in Frage kommenden Mittel bei Schlaflosigkeit einige als grobe Orientierungshilfe genannt:

Aconit D 6 – D 30 Schlaflosigkeit bei Unruhe und Angst
Ambra D 2 bei Sorgen
Apis D 6 bei kalten Füßen
Arsenicum album D 6 – D 30 bei Angst mit Atemnot
Cactus grandiflorus D 2 – D 4 bei Herzbeschwerden
Calcium phosphoricum D 6 bei allgemeiner Erschöpfung
Cocculus D 4 – D 6 nach Nachtwachen
Nux vomica D 6 – D 30 nach Ärger

Phosphor D 12 – D 30 Essen bessert
Silicea D 6 – D 30 bei Neumond

Bewährt haben sich außerdem Naturheilmittel, zum Beispiel **Humulus Lupulus** (Hopfen) ⌀ 20 Tropfen, **Avena sativa** (Hafer-Urtinktur) ⌀ 20 – 30 Tropfen, **Tct. Valerianae** (Baldrian) 20 – 30 Tropfen, **Passiflora** ⌀ 20 Tropfen vor dem Schlafengehen. Eine Mischung aus den drei letztgenannten Arzneien bringt oft gute Hilfe.

Physikalische Maßnahmen als Schlafhilfen

Manchmal genügt es, wenn der Mensch, der nicht einschlafen kann, sich kurz unbekleidet an das offene Fenster stellt und die kalte Nachtluft auf seine Haut einwirken lässt. Wenn man dem Patienten diesen Rat gibt, äußert er meist die Bedenken, dass er durch die kalte Luft zu munter wird und dann noch weniger einschläft. Die Praxis zeigt aber, dass diese Bedenken unberechtigt sind. Es ist ja bekannt, dass auch ein zu warmes Schlafzimmer nachteilig ist.

Anstelle dieses kalten **Luftbades** von ca. einer Minute Dauer kann natürlich auch eine kurze **kalte Waschung,** wie es Kneipp angegeben hat, vorgenommen werden. Mit einem ausgewrungenen kalten nassen Tuch wird der ganze Körper – er muss warm sein – an den Füßen beginnend zügig gewaschen. Hals und Gesicht werden nicht gewaschen und die Hände anschließend abgetrocknet. Danach legt sich der „Patient" leicht feucht in das warme Bett.

Ähnliche Wirkung kann auch ein kurzes kaltes **Armbad,** ebenfalls nach Kneipp, haben. Dabei werden die Arme bis zur Mitte des Oberarms ca. 30 Sekunden in ein mit kaltem Wasser gefülltes Waschbecken getaucht. Die Hände werden abgetrocknet, nicht jedoch die Arme. Man kann die Wirkung auch dadurch verstärken, dass man die Arme nach dem Eintauchen kurze Zeit wie ein Pendel hin- und herschwingt.

Ist das Einschlafen durch sorgenvolle Gedanken behindert, so hat es schon manchem geholfen, wenn er – dies ist nicht als Scherz gemeint – seine Sorgen kurz auf ein Papier schreibt und dieses neben sich auf den Stuhl legt. Er hat damit seine Gedanken und Probleme für die Nacht dem Stuhl anvertraut, und wenn er gläubig ist, hofft er, dass ihm Gott bei der Lösung der Probleme am Tage hilft. Von manchen Patienten habe ich erfahren, dass sie das Papier mit einer Sicherheitsnadel an die abgelegte Kleidung heften. Auf diese Weise hat der Patient wenigstens während der Nacht die Gedanken an das Papier abgegeben und sich ihrer für Stunden entledigt.

Für viele sind auch kalte **Wadenwickel** bzw. Fußwadenwickel nach Kneipp eine Einschlafhilfe. Diese kalten Wickel dürfen nur bei warmen Füßen gemacht werden. Dies entspricht einer alten Kneipp'schen Regel, dass *grundsätzlich* Kaltanwendungen nur am warmen Körper gemacht werden dürfen. Der kurze Kaltreiz soll reaktiv Wärme erzeugen. Es handelt sich bei dieser Kaltmaßnahme um eine (re)aktive Wärmebehandlung.

Kalte Füße verhindern bei manchen Menschen das Einschlafen. Sie müssen dann für eine vorherige Anwärmung der Füße sorgen, durch ein heißes Unterschenkelbad oder – als Notbehelf – mit Wärmflasche oder Heizkissen.

Solche einfachen Maßnahmen sind oft wesentlich hilfreicher als Medikamente.

Akupunktur

Ein in Akupunktur Erfahrener weiß, dass mit dieser Methode die Schlafstörung beeinflusst werden kann. Bekannter Schlafpunkt ist der 6. Punkt des sogenannten Nierenmeridians. Er liegt ein Querfinger unter dem inneren Fußknöchel, und zwar unter dem am meisten vorspringenden Punkt. Eine Silbernadel wird an dieser Stelle 6–8 mm tief gestochen. Die Nadel bleibt 5–8 Minuten liegen. Ein weiterer Punkt, der bei Schlaflosigkeit in Frage kommt, ist der 62. Punkt des Blasenmeridians. Der Punkt liegt zwei Querfinger senkrecht unter dem äußeren Knöchel. Einstichtiefe 2–4 mm. Die Nadel bleibt 1½ Minuten liegen.

Autogenes Training

Bei allen Spannungszuständen ist das Autogene Training nach J. H. Schultz eine hervorragende Entspannungsmethode. Dabei kann in einfacher Weise der Rechtshänder mit einer Übung beginnen, bei der er sich vorstellt und innerlich vorsagt: *Mein rechter Arm ist ganz schwer.* Der Linkshänder beginnt mit dem linken Arm, das heißt mit dem jeweils Ich-näheren Arm. Der Arm wird natürlich nicht schwer, sondern der Mensch stellt sich vor, dass der Arm schwer ist und mit einem gewissen Druck die Unterlage beschwert.

Nach einiger Zeit kann der Patient als nächste Übung die Vorstellung anschließen: *Mein rechter Arm ist* (nicht wird!) *ganz warm.* Der Mensch stellt sich dabei zum Beispiel vor, dass sein Arm mit warmem Blut durchströmt wird und wärmer ist als die kühle Unterlage.

Schon diese beiden ersten Übungen des autogenen Trainings mit dem Ich-nahen-Arm bewirken eine Entspannung, die sich nicht nur auf die entsprechenden Gliedmaßen beschränkt, sondern den gesamten Organismus erfasst. Die Erlernung geschieht am besten unter Anleitung eines erfahrenen Therapeuten. Nach der Beherrschung dieser Übungen folgen dann als weitere Schritte die Vorstellungen: *Es atmet mich ganz ruhig* und *Mein Herz schlägt ruhig.*

Nach Beherrschung dieser Grundübungen sind formelhafte Vorsatzbildungen möglich – zum Beispiel: *Ich bin ein gelassener Mensch* oder *Ich sehe hoffnungsvoll in die Zukunft.*

Die Wahl ähnlicher formelhafter Vorsatzbildungen ist unbegrenzt. Sie richten sich nach den jeweiligen Lebensumständen. Sie müssen immer positiv formuliert werden und dürfen keine Verneinung enthalten.

Wer sich mit allen Kräften um eine bestmögliche Gesundheit bemüht, braucht sich um seinen Schlaf nicht mehr zu sorgen. Denn er wird so viel schlafen wie notwendig. Anstelle der bisherigen Auffassung: „Ich muss schlafen, damit ich gesund werde!" sollte die Erkenntnis treten: „Ich muss gesund werden, damit ich schlafe!"

Jeder kann die Hoffnung haben, dass auch für ihn die Worte Goethes gelten

> *Süßer Schlaf, Du kommst wie reines Glück,*
> *ungebeten, unerfleht am willigsten.*
> *Du lösest die Knoten strenger Gedanken,*
>   *verwischest*
> *alle Bilder der Freude und des Schmerzes –*
> *wir versinken und hören auf zu sein.*

Vollwertkost zum Kennenlernen

Praktische Tipps für die Durchführung
einer vollwertigen Ernährung
von
Ilse Gutjahr

Eine vollwertige Ernährung ist dadurch gekennzeichnet, dass sie weitgehend frei ist von Fabriknahrungsmitteln, wie es bereits auf den Seiten 30 – 40 dargestellt wurde.

Der Ernährungsforscher Prof. Kollath prägte den Satz:
> *Lasst die Nahrung so natürlich wie möglich.*

Dr. Bruker sagt kurz und treffend:
> *Essen und trinken Sie nichts, wofür Werbung gemacht wird!*

und *Essen Sie wie ein Bauer vor 100 Jahren!*

Gegen Ende des 19. Jahrhunderts war die Nahrungsmittelindustrie noch nicht zwischen Erzeuger und Verbraucher geschaltet, so dass keine nachteiligen Veränderungen hingenommen werden mussten.

Heute ernährt sich der überwiegende Teil der Bevölkerung von Fabriknahrungsmitteln. Die Folgen sind sichtbar und spürbar.

Die Kosten für ernährungsbedingte Zivilisationskrankheiten betragen jährlich rund 20 Milliarden Euro. Die Summe ist weitaus höher, da viele ernährungsbedingte Zivilisationskrankheiten gar nicht als solche erkannt werden.

Die Umstellung auf Vollwerternährung bedeutet keine große „Revolution" für Haushalt und Familie.

* * * * *

Zahlreiche **Vollkornbrotsorten** bringen Abwechslung in den Speiseplan. Überzeugen Sie sich, ob der Bäcker das Brot aus selbstgemahlenem Getreide, also „echtem" Vollkornmehl, herstellt.

* * * * *

Das Kernstück der Vollwerternährung ist der tägliche Frischkornbrei oder ein Frischkorngericht. Das Rezept finden Sie auf Seite 35. Es wird abwechslungsreich mit frischen Früchten zubereitet. Trockenfrüchte gehören nicht in einen Frischkornbrei. Durch Bearbeitung und Lagerung enthalten sie nicht mehr alle Vitalstoffe. Bei Magen-Darm-Empfindlichen kann es zu Unverträglichkeitserscheinungen kommen.

Wenn Sie sich besonders verwöhnen wollen, bereiten Sie den Frischkornbrei mit geschlagener Sahne zu – obenauf streuen Sie manchmal eine Messerspitze Vanillegewürz.

* * * * *

Als Öle werden nicht die üblichen raffinierten verwendet, sondern sogenannte kaltgepresste, unraffinierte Öle. Die Auswahl ist groß. Sie sollten die Sorten öfter wechseln.

Margarine ist ein minderwertiges Fabrikfett. Sie findet deshalb in der Vollwertküche keine Verwendung, sondern Butter.

* * * * *

Alle **Fabrikzuckerarten** sind zu meiden. Gebäcke können sehr gut mit neutral schmeckendem Honig zubereitet werden.

* * * * *

Gewürze sind nicht schädlich. Sie sind – neben **frischen Kräutern** aller Art – aus der Vollwertküche nicht wegzudenken, sondern eine Selbstverständlichkeit. Vollwerternährung ist keine fade Diät! Eine gute Köchin/ein guter Koch ist an der Verwendung von Gewürzen erkennbar.

* * * * *

Vollmeersalz wird zum Brotbacken verwendet. Es ist kein Gewürz, sondern ein Mineralstoff. Wenn eine Speise fade schmeckt, sollte man sie würzen und nicht durch Salzen verbessern.

* * * * *

Frischkost wird *vor* der gekochten Mahlzeit gegessen. Darunter verstehen wir rohes Gemüse im Stück oder als Salat zubereitet und rohes Obst.

Faustregel: täglich zwei über und unter der Erde gewachsene Gemüsesorten und Blattsalat.

Etwa ⅓ der Gesamtnahrung sollte der Noch-Gesunde als Frischkost verzehren – davon ⅔ als Gemüse, ⅓ als Obst. Je kranker jemand ist, je größer der Frischkostanteil!

Anregungen für Salate:

Champignons, *roh, in feine Scheiben schneiden, mit Zitronensaft, Öl, schwarzem Pfeffer, 1 MS Kräutersalz und fein gehackter Petersilie anrichten.*
Chicorée, *fein schneiden, weitere Zutaten: Äpfel, Ananas oder Orange, Zitronensaft, Öl, Curry. Variation: Schmand, Senf, schwarzer Pfeffer.*
Mohrrüben, *fein gerieben und feinst geschnittener Lauch, Essig, Öl, Pfeffer.*
Mohrrüben, *grob raffeln, Äpfel, Banane, Zitronensaft, Öl, Zitronenmelisse.*

Probieren Sie doch mal wieder Mohrrüben „am Stück" – auch Kindern schmecken sie so besser.

Löwenzahn, *fein pflücken, Sauerampfer, Kerbel, Petersilie, Öl, Essig, Senf.*

Spinat, *feine Streifen, Zwiebel, Tomaten, Zitronensaft, Knoblauchzehe, Olivenöl.*

Schwarzwurzeln, *fein gerieben, vermengt mit süßer Sahne und Kokosraspeln.*

Rote Bete, *fein gerieben mit Äpfeln, Zitrone, Schmand und Nüssen.*

Sellerie, *fein gerieben mit Nüssen, süßer Sahne.*

Steckrüben, *fein gerieben mit Sahne, Zitrone, Öl, Petersilie.*

Rettich oder Radieschen, *mit Petersilie oder Tomaten, Zwiebeln, Schnittlauch, Öl, Pfeffer.*

Pastinaken, *fein gerieben, Zitrone, süße Sahne, geriebenen Nüssen, oder wie bei Möhrensalat.*

Topinambur, *grob reiben, etwas Öl und Nüsse.*

Kohlrabi, *mit Öl, Petersilie oder mit süßer Sahne und geriebenen Nüssen.*

Blumenkohl, *fein gerieben mit süßer Sahne, geriebenen Nüssen oder Kokosraspeln.*

Weißkohl, *fein gewiegt, mit Öl, Zitrone oder Obstessig, Schnittlauch, Petersilie, schwarzem Pfeffer oder Kümmel.*

Rotkohl, *fein gewiegt, mit Öl, Zitrone, Äpfeln, Veilchenpulver.*

Gurken, *mit Schale in feine Scheiben schneiden, mit Schmand oder Öl, Obstessig, Dill, Petersilie, Schnittlauch, schwarzem Pfeffer.*

Blattsalat und Endivien, *etwas zerschnitten, mit Sahne, Öl, Zitrone, Obstessig, grünen Kräutern.*

Feldsalat, *Öl oder Sahne, Obstessig oder Zitrone.*

Sauerkraut, *etwas schneiden, vermengen mit fein geschnittenen Zwiebeln, geraffeltem Apfel, Öl, Kümmel, Porree, geriebenem Meerrettich.*

Tomaten, *Öl, Zwiebel, Obstessig.*

Eine Salatsoße, *die zu (fast) allen Salaten schmeckt:*
2 Becher Schmand
3 Esslöffel Sonnenblumenöl, kaltgepresst
1 Esslöffel Obstessig
1 MS Kräutersalz
1 TL Senf
viel fein gehackte Kräuter: Kerbel, Kresse oder Petersilie, Maggikraut.
Alles mit Schneebesen verrühren und mit warmem Wasser (3 – 4 Esslöffel) vermischen, so dass dickflüssige Konsistenz entsteht. Nach Belieben mit Curry, Paprika oder anderen Gewürzen abschmecken.

Das Gemüse kann zur Abwechslung auch einmal im Stück angeboten werden, dazu reichen Sie eine Soße (Dressing). Beispiel:

Senfsoße

¼ l süße Sahne dickflüssig schlagen
3 EL mittelscharfer Senf
frisch gemahlener Pfeffer

Rote Knoblauchsoße

1 Becher Schmand
1 EL Tomatenmark
2 – 3 EL Öl
1 – 2 Knoblauchzehen sehr fein hacken
1 EL fein geschnittener Dill

* * * * *

Die Möglichkeiten der warmen Speisen reichen von gebackenen Kartoffeln auf dem Blech mit Frankfurter grüner Soße (schnell, einfach, preiswert!) über Aufläufe, Eintöpfe bis zu kulinarischen Köstlichkeiten als Ausnahme und geschätzte Besonderheit.

Rahmkartoffeln goldbraun überbacken

20 g Butter
500 g rohe, hauchdünn geschnittene Kartoffeln
(ungeschält)
4 EL feine Zwiebelwürfel (in Butter blond
angeschwitzt)
4 EL Gemüsebrühe
⅛ l Sahne

Vollmeer- oder Kräutersalz
Muskatnuss
50 g geriebener Schnittkäse
Eine flache, feuerfeste Form mit Butter ausstreichen, mit Kartoffelscheiben gleichmäßig auslegen, Zwiebelwürfel darüberstreuen, Brühe mit etwas Vollmeersalz und Muskat pikant abschmecken und über die Kartoffeln gießen.
Dann gibt man die Sahne darüber und bestreut alles mit geriebenem Käse.
Bei 200 Grad ca. 35 bis 40 Minuten im Backofen garen.

Pellkartoffeln vom Blech

Kartoffeln gründlich waschen und abbürsten, der Länge nach halbieren. Die Schale mehrmals mit einem Messer leicht einritzen. Die Kartoffeln mit der Schnittfläche auf ein gefettetes Blech setzen. Kartoffeln mit Öl einpinseln und mit Kräutersalz bestreuen, je nach Geschmack auch mit Kümmel.
Im vorgeheizten Ofen bei 200 Grad ca. 15 Minuten backen.

* * * * *

Es soll noch erwähnt werden, dass die Zubereitung von **Brotaufstrichen** in der Vollwertkost ebenfalls kein Problem ist. Hier eine Kostprobe – einfach, schnell und preiswert zubereitet!

„Pfälzer Leberwurscht"

100 g Grünkern mittelfein schroten
60 g Butter
3 Zwiebeln sehr, sehr fein würfeln
Majoran gerebbelt
Koriander gemahlen
Vollmeersalz
schwarzer Pfeffer

Grünkern und alle Zutaten mit so viel heißem Wasser verkneten, dass ein dicker Brei entsteht. 2 – 3 Stunden bei Zimmertemperatur quellen lassen. Danach klitzeklein geschnittene Zwiebeln einkneten. Eventuell noch etwas heißes Wasser zugeben, so dass eine streichfähige Masse entsteht. Sehr pikant abschmecken.

Guten Appetit!

Zahlreiche Bücher von Dr. Bruker enthalten ausführliche Rezeptvorschläge für Frischkost, Suppen, Hauptgerichte, Süßspeisen, Gebäcke, Brotbacken sowie komplette Tagespläne. Weitere Ausführungen würden den Rahmen dieses Buches sprengen.

Übrigens: Vollwerternährung ist **preiswerter** als konventionelle Kost. Neben den gesundheitlichen Vorteilen ein weiterer Grund, sofort damit zu beginnen!

Quellenverzeichnis

1. Albanese, F.: Zur Bestimmung von Bestandteilen von Kaffeeinfusen aus behandeltem bzw. unbehandeltem Bohnenkaffee: Dt. Lebensmittel-Rundschau, 60. Jahrg., 1964, Heft 2, S. 38 f.
2. Apel, G., und V. Schenck: Vergleichende klinische Untersuchungen über die Reaktion von Magen, Leber und Gallenblase auf Bohnenkaffee. Ärztl. Forschung, 15. Jahrg., 1961, Heft 1, S. 18 f.
3. Buhr, G.: Neue Erkenntnisse über die Wirkung von Coffein und Kaffee auf die Herz- und Kreislaufdynamik des Menschen. Ärztl. Forschung, 12. Jahrg., 1958, Heft 12, S. 584 f.
4. Buhr, G.: Zur Frage des Einflusses von Kondensmilch auf die Kreislaufwirkung des Kaffees beim Menschen. Medizin und Ernährung, 4. Jahrg., 1963, Heft 5, S. 118 f.
5. Buhr, G., und B. Landgrebe: Über die Wirkung von gefiltertem und ungefiltertem Kaffee auf die nervöse Erregbarkeit und die Kreislaufdynamik des Menschen. Med. Klinik, 58. Jahrg., 1963, Heft 36, S. 1477 f.

6. Czok, G.: Medizin und Ernährung 2, 229 (1961).
7. Eichler, K., Mulch-Völker, S., Völker, R.: Experimentelle Studien zur Frage des Verhaltens sensorischer und vasokonstriktorischer Reizschwellen über die Wirkung von Kaffee und Kaffeeinhaltstoffen auf Herz, Kreislauf und Gefäßsystem. Ärztl. Forschung, H. 11, S. 598 – 603 (1964).
8. Kaden, O. F.: Über Röst-Reizstoffe im Bohnenkaffee, Medizin und Ernährung, 3. Jahrg., 1962, Heft 4, S. 94 f.
9. Klein, O.: Zur Pathogenese des plötzlichen Herztodes. Med. Klinik, 52. Jahrg., 1957, Heft 45, S. 1941 f.
10. Kühne, P.: Grundlagen der Gesamtwirkung des Kaffees. Medizin und Ernährung, 3. Jahrg., 1962, Heft 11, S. 254.
11. Landgrebe, B.: Vergleichende Untersuchungen mit dem Flimmertest nach coffeinhaltigem und coffeinfreiem Kaffee. Med. Welt, 1960, Heft 27/28, S. 1486 f.
12. Luff, K., Th. Vogler und H. Bardong: Über den Einfluss des Coffeins auf das Leistungsverhalten am Kugeltestgerät. Mitteilungen d. Dt. Ges. f. Verkehrsmedizin e. V., 14. Heft, 1963, S. 101 f.
13. Menden, E., Müller, B., Schiffmann, A.: Über die Chlorogensäure und ihre Wirkung, Gießen 1959.

14. Nedde, D.: Kaffee in der Diätetik. Ernährungsumschau 1965, Heft 3 und 4.
15. Neumann, K.: Einfluss von Milch auf Toxizität und diuretische Wirkung von Coffein. Medizin und Ernährung, 3. Jahrg., 1962, Heft 9, S. 205 f.
16. Prokop, L.: Die Beeinflussung der Adrenalinwirkung durch Coffein. Med. Klinik, 59. Jahrg., 51, S. 2016 – 2030 (1964).

Register

Abhängigkeit 49
Aconit 97, 135
Akupunktur 7, 138
Ambra 135
Aminosäuren 39, 52
Aneurin 33
Apis 135
Armbad 99, 137
Armguss 100
Arsenicum album 135
Arthritis 30
Arthrose 30
Augen 28, 92
Autogenes Training 7, 139
Avena sativa 136

Bandscheibenschäden 30
Belladonna 96, 135
Blutdruck 6, 11 ff., 38, 41 f., 47, 60 ff.
Blutegel 91
Blutwurz 97

Calcium phosphoricum 98, 135
Chinasäure 52 f.
Chlorogensäure 51 ff., 57, 158
Cholin 51
Cocculus 135
Coffea 135
Coffein 5, 43, 49, 51 ff., 64, 94, 157, 159
Cyclamen 98

Dekompensation 43
Depression 114
Diagnostik 10, 27
Diastole 42
Drogen 43 f., 49, 73, 85, 130
Dysregulation 63

Eheprobleme 77
Eisenhut 97
Eiweiß 38, 39, 91 f.

Elektroenzephalogramm 79
Epilepsie 80
Erbrechen 78

Flimmertest 158
Föhn 6, 88 f.
Formveränderungen 116
Fortschritte in der Medizin 10
Frischkornbrei 32, 35 ff., 143 f.
Furfurole 53, 57
Fußwadenwickel 138

Gallenblase 39, 157
Gallenwege 39, 55 f.
Gebissverfall 30
Geborgenheitsgefühl 118 ff.
Gefäßsystem 6, 45 f., 61
Gelsemium sempervirens 97
Genussmittel 44, 50, 68, 70 f., 130, 132
Geschwülste 26, 129
Glaukom 28
Glonoin 97

Hahnemann 64
Halbseiten-Kopfschmerz 78
Halswirbelsäule 24 f., 86
Heilkräfte der Natur 11
Hemicranie 78
Hirntumor 27
Homöopathie 7, 64, 134
Humulus Lupulus 136
Hypertonie 63
Hypotonie 60

Kaffeesäure 51 f.
Kalium 51, 53, 75
Kneipp'sche Waschung 99, 104
Knieguss 101
Kopfdampfbad 103
Krankheitsbefunde 11, 13
Krankheitssymptome 115
Krankheitsursachen 10 ff., 112
Krebs 128
Kreislaufstörungen 11, 40, 49
Kreuzschmerzen 25

Lebensführung 13 ff., 29, 66, 70, 81, 84

Leib-Seele-Einheit 14
Leistungsminderung 57, 85
Leistungssteigerung 57, 85
Linderungsbehandlung 11

Melilotus 97
Migräne 1, 3, 5 f., 19, 32, 77 ff., 85, 92 ff., 104
Muskelschmerzen 56
Myalgien 56

Nasenkatarrh 27
Natrium muriaticum 98
Nitroglycerin 97
Nux vomica 135

Passiflora 136
Phosphor 136
Pulsatilla 98

Rauchen 48

Sanguinaria 97
Saugmassage 90
Sauna 103 ff.
Schlafmittel 7, 110, 112 ff., 121, 126, 134 f.

Schlafstörungen 6, 7, 17, 67, 107, 110 f., 115, 117, 126, 127, 130, 134
Schlaf-Wach-Rhythmus 130
Schlaganfall 30, 56
Schnupfen 27
Schröpfglocke 90 f.
Schröpfung 90 f.
Sehstörungen 78
Senkfuß 81
Sexualerziehung 119
Silicea 136
Sojapräparate 92
Stauungsbeschwerden 39
Stuhlverstopfung 30, 39, 40, 98
Sucht 49, 70, 72
Sympathikotoniker 46 f.
Sympathikus 46 f.
Systole 42

Tct. Valerianae 136
Tee 5 f., 24, 43 f., 47 ff., 54, 61, 63 ff., 69, 73, 85, 89, 94, 105, 130
Thiamin 33
Traum 7, 120 ff.
Trigonellin 51 f.
Tumoren 24, 26

Übelkeit 78
Unpässlichkeiten 39 f.

Vagotoniker 47
Vagus 46 f.
Vegetativ-Dystone 5, 55
Verdauungsorgane 30, 40, 55
Vergangenheit 13 f., 16 f.

Vitalstoffe 38, 143
Vitalstoffmangel 29

Wadenwickel 138
Wechselunterschenkelbad 100 f.

Zincum valerianicum 135

Ein Verlag, ein Haus, eine Philosophie.

Millionen Bundesbürger kennen den kämpferischen Ganzheitsarzt Dr. Max Otto Bruker (1909–2001) aus dem Fernsehen, aus Vorträgen, durch den „Mundfunk" überzeugter Patienten. Vor allem lesen sie aber die rund 30 Bücher des schwäbischen Humanisten und Seelenarztes. Mit einer Gesamtauflage von mehreren Millionen Exemplaren ist Max Otto Bruker der wohl bedeutendste medizinische Erfolgsautor im deutschsprachigen Raum. Der – in der Nachfolge des Schweizer Reformarztes Bircher-Benner scherzhaft „Deutschlands Vollwertpapst" genannte – Massenaufklärer, langjährige Klinikchef und Ernährungsspezialist lehrt zwei fundamentale Erkenntnisse Patienten wie Gesunden: Der Mensch wird krank, weil er sich falsch ernährt. Der Mensch wird krank, weil er falsch lebt.

Hinter den Erfolgstiteln des emu-Verlages steht ein bedeutender Forscher und Arzt, eine Bewegung, ein Haus und tausende Schülerinnen und Schüler. 1994 wurde das „Dr.-Max-Otto-Bruker-Haus", das Zentrum für Gesundheit und ganzheitliche Lebensweise, auf der Lahnhöhe in Lahnstein bei Koblenz bezogen. Es stellt die äußere Krönung des Brukerschen Lebenswerkes dar: Der lichte Bau mit seinem Grasdach, den Sonnenkollektoren, seinen Seminarräumen, dem Foyer mit der Glaskuppel, dem wunderschönen Brukergarten mit Kneippanlage, Raum der Stille, Naturwald und Lehrpfad sind als Treffpunkt für all jene konzipiert, denen körperliche und seelische Gesundheit, ökologische und spirituelle Harmonie Herzensbedürfnis und Sehnsucht sind.

Hinter dem eleganten Halbmondkorpus mit dem markanten Grasdach verbirgt sich eine Begegnungsstätte für Gesundheitsbewusste, Seminarteilnehmer, Trost-, Ruhe- und Anregungsbedürftige.

Feste Termine:

Jeden Montag, 19.00 Uhr: Gesprächskreis Lebenskrisen mit Hassan El Khomri, Psychologischer Psychotherapeut
Jeden Dienstag, 18.30 Uhr: Vortrag Dr. phil. Mathias Jung (Lebenshilfe und Philosophie)
Jeden Mittwoch, 10.30 Uhr: Fragestunde mit Dr. med. Jürgen Birmanns (Ärztlicher Rat aus ganzheitlicher Sicht)

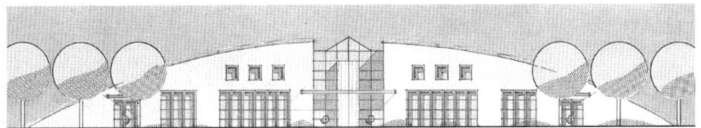

Das Dr.-Max-Otto-Bruker-Haus

Ausbildung Gesundheitsberater/in GGB
Lebensberatung/Frauen-, Männer- und Paargruppen

Die vitalstoffreiche Vollwertkost hat ihre Verbreitung, auch im klinischen Bereich, durch die unermüdliche Information und praktische Durchführung von Dr. M. O. Bruker gefunden. Um die Erkenntnisse gesunder Lebensführung und die durch falsche Ernährung provozierte Krankheitslawine ins öffentliche Bewusstsein zu rücken, bildet die von ihm 1978 gegründete „Gesellschaft für Gesundheitsberatung GGB e.V." ärztlich geprüfte Gesundheitsberaterinnen und Gesundheitsberater GGB aus. Über 5500 Frauen und Männer haben bislang die berufsbegleitende Ausbildung bestanden und wirken in Volkshochschulen, Bioläden, Lehrküchen, Krankenhäusern, ärztlichen Praxen, Krankenversicherungen und ähnlichen Bereichen.

Das Basiswissen Ernährung und Gesundheit wird im Grundlagenseminar vermittelt. Es kann von jedem Interessierten besucht werden. Auf der Lahnhöhe erhalten Sie durch das GGB-Expertenteam nicht nur eine sorgfältige Grundlagenausbildung über die vitalstoffreiche Vollwerternährung und den Krankmacher der „entnatürlichten" (denaturierten) Zivilisationsernährung (raffinierter Fabrikzucker, Auszugsmehle, fabrikatorische Öle und Fette, tierisches Eiweiß usw.), sondern gewinnen auch Einblick in die leibseelischen Zusammenhänge der Krankheiten.

Praxisseminare/Kochkurse

Das Dr.-Max-Otto-Bruker-Haus verfügt über eine Lehrküche sowie einen großen Kräutergarten. Es werden zahlreiche vegetarische Koch- und Backkurse für eine moderne vitalstoffreiche Vollwertkost angeboten. Der Schwerpunkt liegt auf einer „alltagstauglichen", aber dennoch fantasievollen, gesunden Ernährung ohne Tiereiweiß.

Das Programm umfasst Einführungskurse in die vitalstoffreiche Vollwertkost, Brotbackkurse, Männerkochkurse, Weihnachtsbäckerei, einen Kurs „Kaltes Büfett" und seit 2011 auch Wildkräuterseminare (incl. Zubereitung von Wildkräutergerichten).

Anfragen zur Gesundheitsberater-Ausbildung wie zu den Selbsterfahrungsgruppen, Lebensberatung, Paartherapie und Psychotherapie bei Dr. Mathias Jung und Psychologischer Psychotherapeut Hassan El Khomri, zu weiteren Tages- und Wochenendseminaren sowie Einzelberatung sind zu richten an die

Gesellschaft für Gesundheitsberatung GGB e.V.,
Dr.-Max-Otto-Bruker-Str. 3,
56112 Lahnstein
(Tel.: 02621/91 7014, 91 7010, 91 7017, 91 7018, Fax: 02621/91 7033).
E-Mail: seminare@ggb-lahnstein.de
Internet: www.ggb-lahnstein.de

Fordern Sie ebenfalls ein kostenloses Probe-Exemplar der Zeitschrift „Der Gesundheitsberater" an.

Dr. med. M. O. Bruker und Co.-Autoren

Bruker: **Unsere Nahrung – unser Schicksal**
459 S., gebunden,
ISBN 978-3-89189-003-5

Bruker: **Lebensbedingte Krankheiten**
363 S., gebunden,
ISBN 978-3-89189-006-6

Bruker: **Idealgewicht**
121 S., gebunden,
ISBN 978-3-89189-005-9

Bruker: **Stuhlverstopfung**
145 S., gebunden,
ISBN 978-3-89189-004-2

Bruker: **Herzinfarkt**
177 S., gebunden,
ISBN 978-3-89189-007-3

Bruker: **Leber-, Galle-, Magen-, Darm- und Bauchspeicheldrüsenerkrankungen**
187 S., gebunden,
ISBN 978-3-89189-008-0

Bruker: **Erkältungen**
165 S., gebunden,
ISBN 978-3-89189-009-7

Bruker: **Rheuma – Ursache und Heilbehandlung**
176 S., gebunden,
ISBN 978-3-89189-010-3

Bruker/Gutjahr: **Biologischer Ratgeber für Mutter und Kind**
352 S., gebunden,
ISBN 978-3-89189-011-0

Bruker: **Diabetes – Ursachen und biologische Behandlung**
132 S., gebunden,
ISBN 978-3-89189-012-7

Bruker: **Allergien**
248 S., gebunden,
ISBN 978-3-89189-033-2

Bruker/Gutjahr: **Zucker, Zucker...**
345 S., gebunden,
ISBN 978-3-89189-034-9

Bruker: **Kopfschmerzen, Migräne und Schlafstörungen**
158 S., gebunden,
ISBN 978-3-89189-035-6

Bruker/Gutjahr: **Diäten**
277 S., gebunden,
ISBN 978-3-89189-205-3

Bruker/Gutjahr: **Cholesterin**
141 S., gebunden,
ISBN 978-3-89189-036-3

Bruker/Gutjahr: **Osteoporose**
140 S., gebunden,
ISBN 978-3-89189-038-7

Bruker/Gutjahr: **Reine Frauensache**
293 S., gebunden,
ISBN 978-3-89189-042-4

Bruker/Jung: **Der Murks mit der Milch**
249 S., gebunden,
ISBN 978-3-89189-045-5

Bruker/Gutjahr: **Fasten – aber richtig**
161 S., gebunden,
ISBN 978-3-89189-061-5

Bruker/Gutjahr: **Störungen der Schilddrüse**
176 S., gebunden,
ISBN 978-3-89189-062-2

Bruker/Gutjahr: **Keine Angst vor Bakterien**
155 S., gebunden,
ISBN 978-3-89189-210-7

Bruker/Gutjahr: **Krampfadern**
110 S., gebunden,
ISBN 978-3-89189-074-5

Bruker: **Ärztlicher Rat aus ganzheitlicher Sicht**
816 S., gebunden, 2 Bände,
ISBN 978-3-89189-002-8

Bruker/Gutjahr: **Naturheilkunde**
318 S., gebunden,
ISBN 978-3-89189-072-1

Bruker/Ziegelbecker: **Vorsicht Fluor**
490 S., Broschur,
ISBN 978-3-89189-013-4

Bruker: **Kleinschriftensammelmappe**
33 St., 4 – 16 Seiten Umfang,
ISBN 978-3-89189-018-9

Ilse Gutjahr: **Das große Dr. Max Otto Bruker Ernährungsbuch**
253 S., gebunden,
ISBN 978-3-89189-065-3

Ilse Gutjahr: **Vollwertkost zum Kennenlernen**
32 S., Drahtheftung,
ISBN 978-3-89189-075-2

Ilse Gutjahr: **Vollwertkost ohne tierisches Eiweiß**
64 S., Broschur,
ISBN 978-3-89189-019-6

Ilse Gutjahr: **Iss, mein Kind**
136 S., Broschur,
ISBN 978-3-89189-064-6

Ilse Gutjahr: **... einfach raffiniert!**
Neue Vollwertrezepte ohne tierisches Eiweiß – schnell, lecker & gesund!
111 S., Broschur mit Klappen,
ISBN 978-3-89189-099-8

Ilse Gutjahr/Christel Beck:
Einfach selbst gemacht
127 Rezepte, Tipps & Tricks für die Vollwertküche
135 Seiten, flexibel gebunden,
ISBN 978-3-89189-206-0

Ilse Gutjahr/Erika Richter:
Streicheleinheiten
134 S., gebunden,
ISBN 978-3-89189-063-9

Ilse Gutjahr/Erika Richter:
Mehr Streicheleinheiten
144 S., gebunden,
ISBN 978-3-89189-170-4

Ilse Gutjahr/Erika Richter:
Brot backen
112 S., Broschur mit Klappen,
ISBN 978-3-89189-113-1

Ilse Gutjahr/Erika Richter:
Reste sind das Beste
208 S., Broschur,
ISBN 978-3-89189-221-3

Ilse Gutjahr/Werner Sonntag:
Sport und Vollwerternährung
Vollwertig Sport treiben
244 S., Broschur mit Klappen,
ISBN 978-3-89189-108-7

Waltraud Becker:
Lust ohne Reue
190 S., gebunden,
ISBN 978-3-89189-068-4

Gertrud Gummerer/
Wilma Taibon:
Hoch*Genuss*
183 S., gebunden,
ISBN 978-3-89189-171-1

Margarete Vogl:
Wilde Köstlichkeiten
188 Seiten, Halbleinen mit Schutzumschlag,
ISBN 978-3-89189-186-5

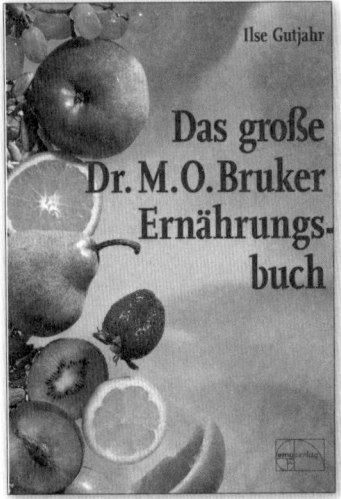

253 Seiten, gebunden,
ISBN 978-3-89189-065-3

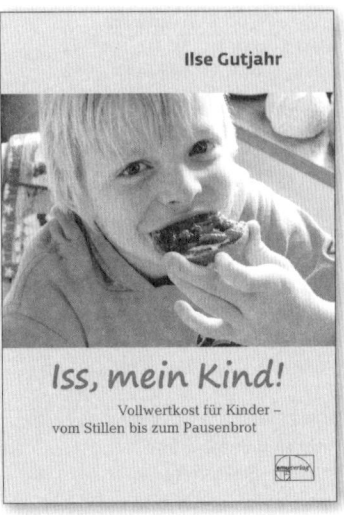

136 Seiten, Broschur mit Klappen,
ISBN 978-3-89189-064-6

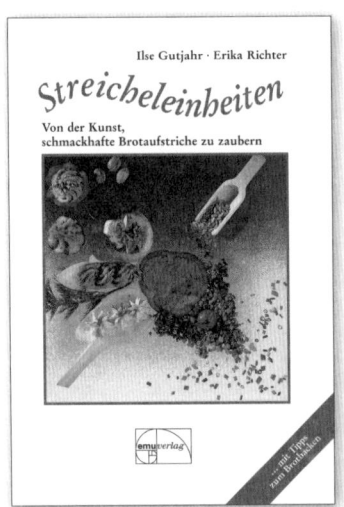

134 Seiten, gebunden,
ISBN 978-3-89189-063-9

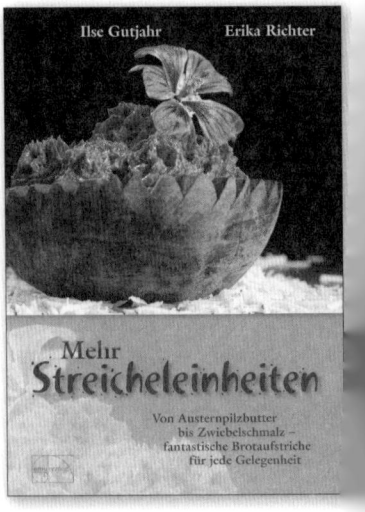

144 Seiten, gebunden,
ISBN 978-3-89189-170-4

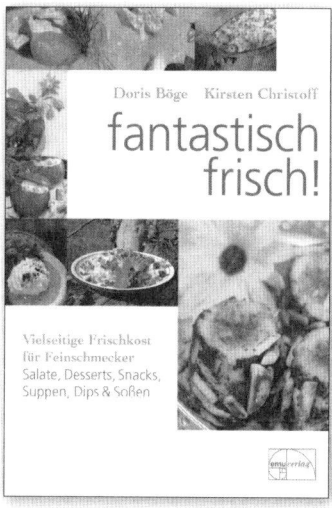

92 Seiten, Broschur mit Klappen,
ISBN 978-3-89189-134-6

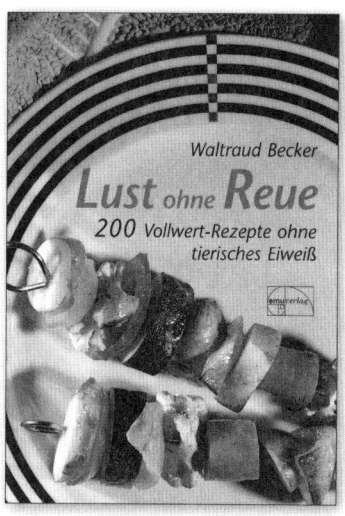

190 Seiten, gebunden,
ISBN 978-3-89189-068-4

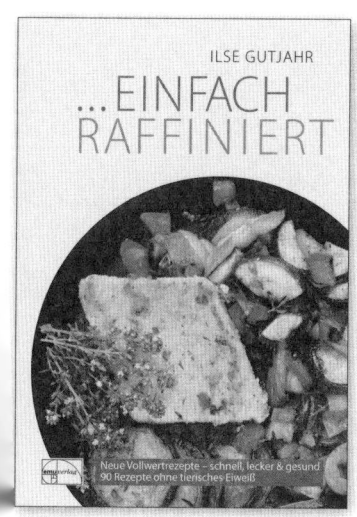

111 Seiten, Broschur mit Klappen,
ISBN 978-3-89189-099-8

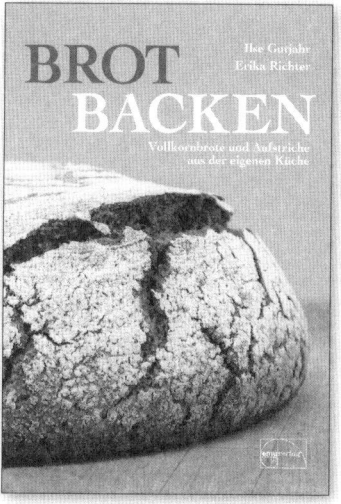

112 Seiten, Broschur mit Klappen,
ISBN 978-3-89189-113-1

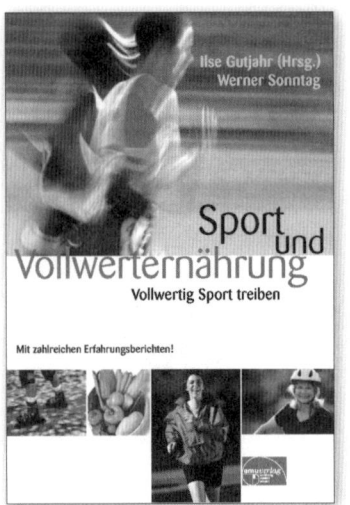

244 Seiten, Broschur mit Klappen,
ISBN 978-3-89189-108-7

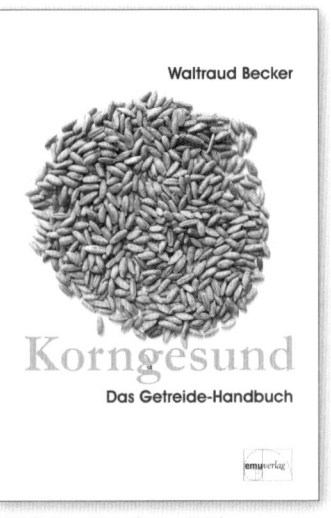

124 Seiten, Broschur mit Klappen,
ISBN 978-3-89189-105-6

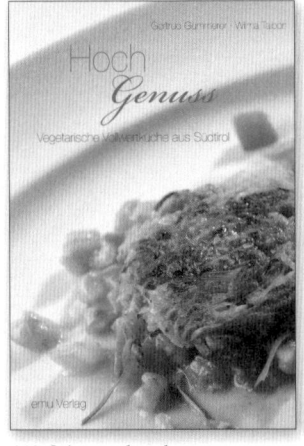

183 Seiten, gebunden,
ISBN 978-3-89189-171-1

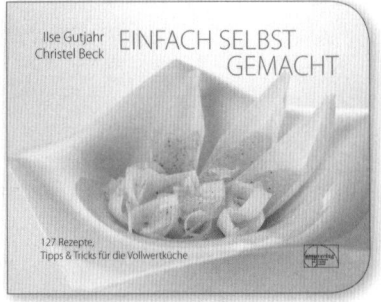

135 Seiten, flexibel gebunden,
ISBN 978-3-89189-206-0

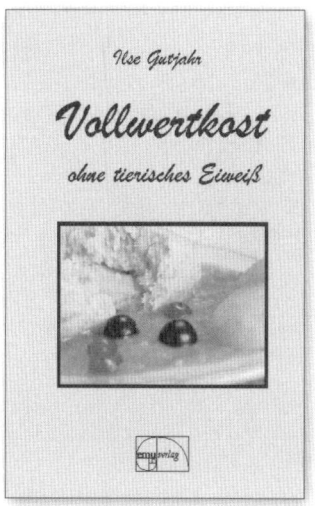

64 Seiten, Broschur,
ISBN 978-3-89189-019-6

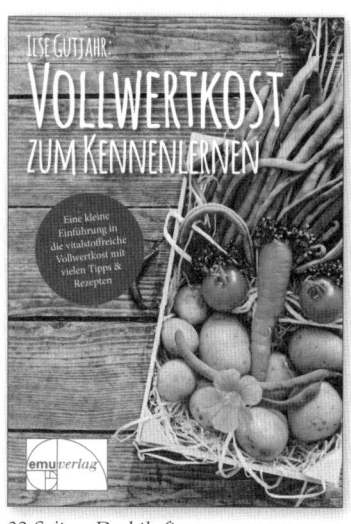

32 Seiten, Drahtheftung,
ISBN 978-3-89189-075-2

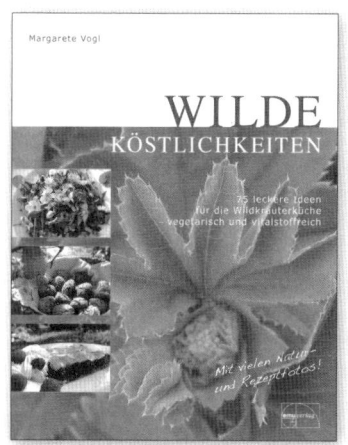

188 Seiten, gebunden,
ISBN 978-3-89189-186-5

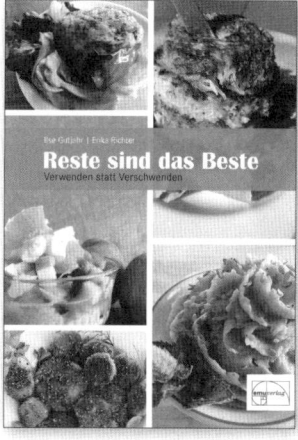

208 Seiten, Broschur,
ISBN 978-3-89189-221-3

Dr. med. M. O. Bruker

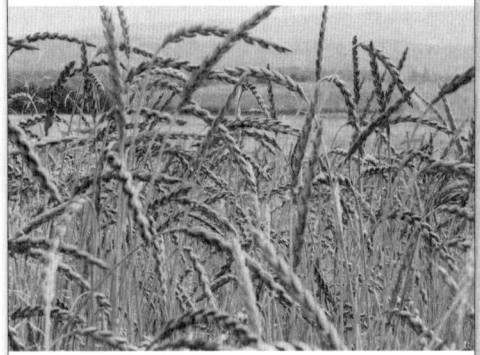

Unsere Nahrung – unser Schicksal

Alles über Ursachen, Verhütung
und Heilbarkeit ernährungsbedingter
Zivilisationskrankheiten

*459 Seiten, gebunden,
ISBN 978-3-89189-003-5*

Alle Bücher sind erhältlich im emu-Verlag.

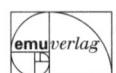

Dr.-Max-Otto-Bruker-Str. 3,
56112 Lahnstein;
Tel. 0 26 21 -91 70 12, 91 70 25;
www.emu-verlag.de